포커싱의 힘

–내면의 느낌을 통한 자기치유의 실제적 안내서–

Ann Weiser Cornell, Ph.D. 지음
안기민 옮김

圖書出版 하나醫學社

POWER OF FOCUSING

차 례

| 역자서문 |

사람은 누구나 혼자서 해결하기 힘든 심리적 문제와 어려움을 가지고 살아가고 있습니다. 일상생활에서 끊임없이 일어나는 사소한 문제에서부터 인생에서 커다란 고비가 될 수 있는 감당하기 힘든 문제까지 해결해야 할 고민거리가 그림자와 같이 늘 우리의 삶 안에서 우리의 마음을 괴롭히고 있습니다. 이러한 문제에 대한 해결책을 앤 와이저 코넬(Ann Weiser Cornell)박사는 우리에게 하나의 해답을 제시해 주고 있습니다.

우리는 심리적인 문제에 직면하게 되면 그 문제를 해결하고자 여러 방면으로 노력합니다. 지인이나 친구에게 찾아가서 자신의 문제를 상의해보거나 인생의 경험이 많은 선배에게 조언을 구해봅니다. 그것도 안 되면 교회나 사찰에 있는 성직자나 스님을 찾아가 자신의 고민을 털어놓고 해결방안을 청하기도 합니다. 그래도 자신의 문제가 해결되지 않으면 어찌할 바를 모르고 삶의 기력과 희망을 잃어버리게 됩니다. 늘 발생되는 문제들은 희망적이고 발전적으로 나아가려는 우리의 삶에 걸림돌입니다. 우리는 그 문제들을 해결하기 위해 많은 시간을 보내고 아픔을 겪으며 살아가고 있습니다.

우리의 삶을 죄어오는 문제해결을 위해 코넬 박사는 그 문제에게 먼저 "안녕. 네가 거기 있다는 것을 알아."라고 인사하며 해결할 수 있는 하나의 방법인 포커싱 기술을 알려주고 있습니다.

포커싱 방법은 기존의 문제해결방법과는 다릅니다. 문제를 머리로 즉 논리적으로 분석하거나 판단하는 것이 아니라, 자기 자신의 몸과의 대화를 통해서 해결해 나가는 방식입니다. 코넬 박사는 포커싱에 대해 다음과 같이 말하고 있습니다.

"포커싱은 정서를 치유하고 자기 자신의 지각을 위한 몸 지향적 과정이다. 당신이 어떻게 느끼는지를 알고 나서 듣고 있는 느낌들과 대화를 하는 것이다. 포커싱은 당신의 삶에서 일어나고 있는 일에 관한 무엇인가를 몸에서 느끼는 익숙한 경험과 함께 시작한다."

"포커싱은 부드럽고 수용적인 방식으로 몸에 주의를 기울이고 내면에 자기가 보내는 메시지를 듣는 과정이다. 포커싱은 또한 우리 내면의 지혜를 존중하고 몸을 통해서 말하는 미묘한 수준을 깨닫게 되는 과정이다. 몸에 주위를 기울이면 무엇인가를 깨닫게 되고, 몸에 긴장이 풀리고, 긍정적으로 삶을 변화하게 한다. 당신 자신이 당신을 더 잘 이해하고, 더 잘 느끼고, 더 잘 창조하는 방식으로 행동하게 된다."

이와 같이 삶을 변화시킬 수 있는 힘을 가지고 있는 우리가 할 일은 몸의 느낌에 주위를 기울이고 내면에 자기가 보내는 메시지를 듣는 것입니다. 우리의 내면과 좋은 신뢰관계를 형성하여 친구가 될 수 있다면 자신의 문제해결 뿐만 아니라 삶을 더욱 발전시킬 것입니다.

코넬 박사는 미국에서 20년 이상 포커싱을 가르치고 이와 관련된 많은 저술을 하고 있습니다. 그녀는 "나는 포커싱을 사랑한다. 포커싱은 아름답고, 미묘하고, 특이하고, 강력한 과정이다. 내 삶을 새롭게 하고 있다. 나는 포커싱을 하는 것이 아니라 포커싱을 산다고 말 할 수 있다. 포커싱은 나에게 선물이며 기대하지 않은 영적인 체험을 포함한다."라고 하였습니다.

우리가 포커싱을 하며 살아간다면 우리의 몸을 통해 어떻게 살아야 하는지, 어떤 가치를 추구해야 하는지, 우리가 받은 상처는 어떻게 치유해야 하는지를 알 수 있는 몸의 지혜를 얻을 수 있을 것입니다.

『포커싱의 힘』(The Power of Focusing)에서는 포커싱 방법과 기술을 자세하게 설명해 주고 있습니다. 우리는 포커싱을 통하여 우리 삶의 여러 가지 문제를 해결해 나갈 수 있습니다. 마음이 불편하거나 불안한 문제가 생길 때마다 심리상담자를 찾아가야하는 어려움 없이 혼자서도 해결할 수 있는 방법입니다.

상담전문가나 상담종사자들뿐만 아니라 일반인들도 이 책에서 제시하는 포커싱 방법을 배운다면 좀 더 행복한 삶을 살아갈 수 있다고 확신합니다. 특히, 이 책은 포커싱을 활용해서 상담에 적용하고자 하거나, 내담자에게 포커싱을 가르쳐주고자 하는 상담자와 포커싱을 배우고자 하는 사람들에게 필요한 안내서라고 생각합니다.

상담에 종사하고 있는 전문상담자, 심리치료자, 심리학과 상담학을 배우는 모든 사람에게 많은 도움이 되기를 바랍니다.

2013년 4월

안 기 민

| 역자 해설 |

포커싱(Focusing)은 한국에 아직 많이 소개되지 않은 하나의 상담방법 또는 심리치료방법의 과정을 일컫는 말이다. 용어자체가 왠지 낯설고 이상하게 들릴 수가 있다. 이 용어를 한국어로 번역할 때 어색한 감을 주기 때문에 영어식 발음으로 사용하는 것이 더 낫다고 생각해서 '포커싱'이라는 말로 이 책에서는 사용된다. 이 상담심리치료 과정을 포커싱이라는 부르는 이유는 우리의 내적 삶에 주의를 기울이는 이 방법이 우리의 내면에서 일어나고 있는 지금까지 뭔가 불명확한 것에 초점을 두고 내면의 작업을 하기 때문이다. 이것은 손으로 카메라 렌즈를 움직여서 초점을 맞추는 행동을 비유한 것과 같은 방식이다.

포커싱이란 무엇인가?

포커싱은 심리치료자인 유진 젠들린(Eugene Gendlin)이 발달시킨 심리치료 과정을 뜻한다. 이것은 심리치료나 상담 현장에서 사용될 수 있다. 포커싱은 우리가 직접적으로 경험하지만 아직 말로 표현하지 못하는 내면의 삶에 대해 개방적이고 무비판적인 관심을 유지하는 것을 포함한다. 포커싱은 우리가 느끼거나 원하는 것을 확실하게 하고, 우리의 상황에 새로운 통찰을 얻게 하고, 상황을 변화하거나 치유하도록 동기를 부여하는 데 사용될 수 있다.

포커싱은 세 가지 독특한 특성을 가지고 있다. 이 세 가지 특성은 우리의 문제나 상황과 관계해서 몸에서 느끼는 '뭔가'(something)라고 부르는

'감각느낌'(felt sense), 우리가 관심을 갖도록 하는 특별한 내면의 움직임, 내면의 변화가 어떻게 일어나는지를 연구한 근거로 한 기법이 있다. 이 특성들 때문에 포커싱은 '내면을 깨닫도록 하는 다른 방법'과는 구별된다.

포커싱은 부드럽고 창조적이고 심오한 방법이다. 우리가 혼란스러운 경험을 했더라도 또는 하는 중이더라도 포커싱은 안전하게 우리의 경험 또는 그것을 경험하고 있는 우리의 내면에 접근할 수 있는 방법이다. 포커싱은 대부분의 우리가 가지고 있거나 발달시킬 수 있는 능력을 기반으로 한다. 그 능력은 우리의 미묘한 내면의 느낌이 우리에게 말하고 있는 것을 듣는 것을 말한다. 그렇게 할 때 우리가 아는 것은 신선하고 새롭고 놀랍고 아주 만족스러운 것이다. 포커싱을 하면서 가장 끔찍한 느낌도 실제로 좋게 느낄 수 있다.

포커싱이 심리치료나 상담에서 사용되고 있지만 전문성이 요구되는 심리치료나 상담이 아니다. 이것은 혼자나 다른 동료와 함께 연습할 수 있는 기술이다. 포커싱은 포커서(Focuser: 포커싱을 하는 사람)가 바라는 어떤 방식으로든지 사용될 수 있다. 예를 들면 전화상으로 다른 사람과 포커싱을 할 수 있다. 포커싱을 하는 동안에 포커서는 자신의 과정에 전적으로 책임을 진다.

포커싱의 기원

포커싱은 철학자이며 심리치료자인 유진 젠들린(Eugene Gendlin)이 무엇이 심리치료를 효과적으로 하는가에 대해 카알 로저스(Carl Rogers)와 함께 연구하는 동안 1950년대에 처음 발견되었다. 1953년부터 시카고대학교에서 유진 젠들린은 무엇이 성공적인 상담의 결과를 가져오게 하고 그렇지 못하게 하는지를 분석하는 연구를 했다. 연구의 결과는 상담의 성공을 결정하는 것이 상담자의 기법이 아니라 상담하는 동안에 내담자 자신이 어떻게 행동하고 내담자가 자신의 내면에서 무엇을 하는가 하는 방식에 달려있다는 것이다. 상담으로부터 도움을 받은 이들은 자신의 몸에서 모호하고 여전히 뭐라고 할 수 없는 느낌을 느끼고 이러한 느낌(젠들린은 '감각느낌'(felt sense)이라고 말한다)을 말로 묘사하거나 이미지로 연결해서 표현하는 능력이 있었다. 예외 없이 성공적으로 분류된 내담자가 매우 미묘하고 모호한 내부적인 몸의 깨달음(주의를 기울이거나 집중하면 내담자가 경험하고 있는 문제를 해결할 수 있는 정보를 포함하는 "감각느낌")에 대해 자신의 내면에 직감적으로 집중하는 것을 젠들린은 발견했다. 이것은 자신의 내면 안에서 아직 완전히 알려지지 않은 것을 발견할 수 있다는 것을 의미하고 그 자체로 상담과정을 진전시킬 수 있었다. 젠들린은 이 과정 동안에 내담자의 몸이 편안해지는 것을 목격했고 이 상태를 '감각전환'(felt shift)라고 일컬었다.

창시자인 젠들린은 포커싱이 내면의 과정(process)이고 배울 수 있는 기술이라고 말하였다. 그는 성공적으로 분류된 상담의 내담자가 상담 동안에 한 것을 다른 내담자도 할 수 있도록 가르치고 배울 수 있는 형태로 발달시켰다. 젠들린은 자신의 저서나 논문에서 포커싱을 하는 방법을 여섯 단계로 설명하고 각각의 단계를 어떻게 해야 하는지에 대해 설명하였다.

감각느낌(felt sense)과 감각전환(felt shift)

젠들린은 몸에서 경험되는 불명확하고 말로 표현할 수 없는 '뭔가'(something)를 의식적으로 생각할 수 없고 표현할 수 없는 내면의 앎이나 통찰로 이해한다. 이것은 감정과 같은 것이 아니다. 몸에서 느껴지는

'뭔가'는 하나의 상황이나, 오래전에 받은 상처나, 일어나고 있는 어떤 것의 깨달음이나 통찰일 수 있다. 이것은 불명확하고 모호해서 그것을 언어로 표현하려고 하는 것보다 항상 뭔가가 더 있는 것이라고 젠들린은 그 개념을 정의한다. 그는 이 개념을 우리가 고민하고 있는 문제의 복잡하고 전체적인 느낌을 내포하고 있는 것으로 정의한다.

젠들린에 따르면 포커싱 과정(focusing process)은 감각느낌을 더 명백하고 분명하도록 한다. 감각느낌을 파악하고 의미를 정확하게 밝히기 위해 포커서는 감각느낌을 표현한 단어나 구절이 감각느낌과 딱 들어맞아 일치하는지 살펴본다. 감각느낌은 그것을 적절하게 묘사하지 않은 단어나 구절로는 울려 퍼지지는 않을 것이다.

젠들린은 아직 정확하게 알려지지 않은 것에 주의를 기울이는 내담자, 작가, 일상생활에서의 사람들을 관찰했다. 감각느낌이 파악될 때 '아하...' 라는 소리와 함께 긴 침묵이 있곤 했다. 일단 어떤 사람이 말로 이 감각느낌을 정확하게 표현하면 새로운 표현이 이어서 나오고 자신의 문제 상황에 대한 새로운 통찰을 얻게 된다. 감각이 움직이는 느낌(감각전환(felt shift)이라고 한다.)이 있으면 그 사람은 새로운 통찰을 얻고 취해야할 조치의 방향성을 갖고서 고착된 상태를 넘어서기 시작한다.

포커싱 심리치료(Focusing-oriented psychotherapy)

오늘날 포커싱 심리치료 학파가 발전하고 있다. 특히 포커싱 심리치료자는 내담자가 자신의 말이나 이미지 이면에 있는 의미와 감각느낌을 깨닫도록 하는 능력을 키워주는 중요한 역할을 한다. 내담자는 아직 파악되지 않은 의미와 느낌을 느끼도록 격려를 받는다. 포커싱의 다른 요소는 실제 심리치료에 포함되어 포커싱이 생각과 느낌의 내적인 반향과 확인을 참조하고 내담자로부터 일어나는 새로운 통찰을 하도록 하는데 이것은 심리치료 과정의 기초가 된다.

포커싱의 다양한 활용

포커싱은 글을 쓰고 그림을 그리는 데 활용된다. 그림을 그리는 것은 어린이를 대상으로 하는 포커싱 과정에서 사용될 수 있다.

포커싱은 심리치료 외에 다른 분야에서 활용될 수 있다. 감각느낌에 대한 주의는 새로운 어떤 것이 형성되고 있는 모든 방법의 과정에서 자연스럽게 발생한다. 예를 들면 창조적으로 활동을 하고, 배우고, 생각하고 결정을 내리는 과정에서 포커싱을 활용할 수 있다.

| 저자서문 |

나는 1920년 시카고 대학교에서 언어학 대학원생이었을 때 포커싱(Focusing)을 처음 배웠다. 마음 아프게도 남자 친구와 갑자기 헤어지기 몇 달 전에, 나는 의식 아래 내면에서 일어나는 많은 것을 깨닫게 되어, 나를 더 깊이 알게 되는 방법을 찾으려고 결심하였다.

친구들이 유진 젠들린(Eugene Gendlin)이라는 사람이 토요일 밤에 지역 센터에서 포커싱을 가르치고 있다고 얘기해 주었다. 나는 이 모임에 가서 매료되기도 하고 좌절감을 느끼기도 하였다. 매료된 이유는 포커싱이 바로 내가 찾고 있었던 것이기 때문이었다. 내가 정말 무엇을 느끼고 원하는지를 알게 하는 단순하고 효과적인 방법이었다. 좌절감을 느낀 이유는 내 경우에 배우기 어렵다는 것이었다. 나는 무엇을 해야 할지 이해하지 못했다. 그들이 가르쳐 준 것을 시도했을 때 나에게는 아무것도 일어나지 않았다.

마침내 나는 인내심 있는 친구들 덕분으로 포커싱을 배우게 되었고, 포커싱은 나의 삶에 많은 부분을 변화시켜 주는 동반자가 되었다. 나는 언어학을 가르치는 것을 그만두고 다른 직업을 찾고 있었는데, 1980년에 젠들린이 그와 함께 포커싱을 가르칠 것을 제안했다. 나는 시카고에서 열린 여러 워크숍에서 젠들린을 도운 후에, 1983년 캘리포니아로 옮겨 포커싱을 가르치기 시작했다.

나는 포커싱을 얼마나 어렵게 배웠는지 결코 잊을 수 없었다. 나는 포커싱을 쉽게 가르치는 방법을 발견했고, 누구나 포커싱을 배울 수 있다는 것을 가르칠 수 있게 되었다. 언어학이 나의 학문적 배경이었기 때문에 나는 언어에 특별히 민감하였다. 그래서 포커싱을 가르치기 위해서는 정확한 언어 사용 여부가 그 과정에 크게 도움이 될 수도 있고 방해가 될 수도 있다는 것을 깨달았다. 나는 두 가지 안내서를 썼는데, 하나는 포커싱을 배우고자 하는 사람들을 위한 책이고 다른 하나는 포커싱 지도자를 위한 것이다. 포커싱 지도자들은 이 안내책자를 사용할 수 있다.

1994년 후반에 두 가지 일이 생겼다. 첫 번째는 내가 카롤 벨린(Carol Bellin)과 카롤 라듀(Carol LaDue)의 영감으로 포커싱을 가르치고 있던 중, 그것과는 다른 방법을 찾게 되어 더욱 성공적으로 포커싱 하는 방법을 발견했다. 두 번째는 뉴 하빈져(New Harbinger) 출판사가 이 책을 저술하도록 요청한 일이었다. 1995년 반년 동안은 창조적인 활동 시기였다. 나는 캘리포니아, 오스트레일리아, 메릴랜드의 워크숍 기간 동안, 포커싱을 가르치기 위한 새로운 언어를 발견해서 그 언어를 시험했고 저술했다. 쉴 새 없이 가르쳤고, 쉴 새 없이 저술했다. 이 책은 새로운 포커싱 안내서가 되었다. 15년 이상 개최된 수백 건의 포커싱 워크숍에서 가르친 경험을 바탕으로 한 책이다.

나는 포커싱을 사랑한다. 포커싱은 훌륭하고, 미묘하고, 풍요롭고, 강력한 과정으로 내 삶을 새롭게 해주고 있다. 나는 포커싱을 한다고 말할 수 없다. 오히려 나는 포커싱을 산다고 말하는 것이 적절하다고 생각한다. 포커싱은 나에게 선물이며 내가 절대 기대하지 않은 영적인 체험을 하게 한다.

때때로 우리는 매우 대담하게 '있는 그대로의 모습'을 서로에게 요구하며 산다. 포커싱은 자신에게 진실해지고 진실을 살게 하는 가장 빠른 방법이다. 포커싱을 가르치는 것은 직업으로 하는 것 이상의 의미가 있다.

그것은 하나의 열정이다. 만일 내가 포커싱을 통해 당신의 여정에 더욱 도움을 줄 수 있다면, 나에게 편지를 쓰길 바란다. 내 주소, 전화번호, 팩스 번호는 이 책의 부록에 있다.

어떤 책도 오직 한 사람의 작업만으로 만들어지지 않는다. 나는 바바라 맥가빈(Barbara McGavin)에게 특히 감사한다. 바바라는 여러 번 초안을 읽고 제안해 주었다. 바바라가 제안한 내용들이 이 책에 수록되었다. 포커싱 교육에 대한 바바라의 훌륭한 헌신은 우리 모두에게는 선물이다.

나는 내 스승인 유진 젠들(Eugene Gendlin)에게 감사한다. 그분 없이 우리는 포커싱이 무엇인지 알 수 없고 이해할 수 없으며, 포커싱을 가르치는 방법을 알 수 없다.

나는 네일 프리드만(Neil Friedman)에게도 감사하는데, 그는 포커싱에 관해 많은 저술을 한 심리치료자이고 이 책이 가능하도록 도와주었다.

나는 포커싱 방법에 관해 알 수 있도록 포커싱을 부분적으로 발달시킨 다른 동료들과 상담자들에게 감사 한다. 카롤 벨린(Carol Bellin), 레바 번스타인(Reva Bernstein), 레스 브런즈윅(Les Brunswick), 라크메 엘리어(Lakme Elior), 엘피 히터코프(Elfie Hinterkopf), 베베 사이몬(Bebe Simon), 그리고 많은 사람에게 감사한다.

초안을 얻고 유용한 제안을 해준 이들에게도 감사한다. 헬렌 브레너(Helene G. Brenner), 마릴린 스켈톤 젤리손(Marilyn Skelton Jellison), 래리 레티츠(Larry Letich), 쥬디 레비(Judy Levy), 유디트 앤 펠린(Judith Ann Perlin), 로저 프리처드(Roger Pritchard), 베베 사이몬(Bebe Simon), 마르타 슬로스(Martha Sloss), 그리고 죤 스윈번(John Swinburne)에게 감사한다.

나는 여행하는 동안 그들의 집에서 저술하도록 해주고 그들 가족의 일원으로 받아준 사랑하는 친구들에게 감사한다. 특히 세바스티안(Sebastiaan) 과 케트(Kate), 그리고 래리(Larry)와 헬렌(Helene)에게 감사한다.

나는 모든 나의 제자들에게 더욱 감사하다고 말하고 싶은데, 그들은 이러한 자료들을 사용하게 해주었고 나에게 많은 것을 가르쳐 주었다.

그리고 New Harbinger 출판사의 좋은 분들에게 특별히 감사 한다. 그들은 변장한 천사들이다.

제1장

포커싱(Focusing)은 무엇인가?

1. 포커싱의 정의

제니는 언제든지 자신에 관해 말해야 할 때가 되면, 목구멍이 막히는 느낌이 든다. 상황이 중요하면 할수록 제니는 더욱 강하게 목구멍이 막히는 것을 느낀다. 직장을 가지려고 면담을 하거나 학교에서 발표할 때면 목구멍이 고통스럽고 거의 말을 할 수 없을 지경이다. 목구멍이 막히는 느낌을 없애려고 제니는 상담자를 여러번 찾아갔고, 여러 가지 심리치료 기법들을 시도했다. 제니는 자신을 '자멸적이고, 자학적이고, 항상 파괴적인 존재'로 진단했다.

당시 제니는 포커싱에 관해 들었다. 포커싱은 어떤 추측 없이 연민의 마음으로 자신의 몸에 귀를 기울이는 방법이다. 제니는 많은 사람이 내면의 소리에 귀를 기울여 매우 깊고 지속적인 변화를 경험한다고 들었다. 제니는 의문을 가졌다. 그 이야기가 너무 단순하게 들렸기 때문이다. 하지만 제니는 절망적 상황에 처해있어, 한번 시도해 보고자 하였다.

한 가지 제니를 흥미롭게 한 것은 포커싱이 심리치료적 기법이 아니라 기술이라는 것이다. 많은 상담자가 상담에서 포커싱을 사용하고 있다 해도, 제니는 상담자에게 가지 않고 포커싱을 배울 수 있을 것이다. 제니에게 좋았던 것은 상담 비용을 지불하지 않고도 목구멍이 막히는 느낌을 치료할 뿐만 아니라, 자신의 삶에서 어떤 문제라도 해결할 수 있는 기술을 배운다는 것이다.

제니가 포커싱을 배우려고 찾아와서 자신의 처지에 대해서 말했을 때, 나는 포커싱이 제니를 도울 수 있다고 강하게 느꼈다. 나는 여러 해 동안 많은 사람에게 포커싱을 가르쳤는데, 제니의 상황은 포커싱하기 좋은 전형적인 사례였다. 제니의 몸은 이미 자신에게 말하고 있었다. 제니는 몸의 메시지를 듣는 방법만을 배우면 되었다.

나는 제니가 바로 그 순간에 목구멍이 막히는 느낌이 있는지 물었다.

"네, 목구멍이 막히는 느낌을 느낄 수 있어요. 선생님에게 새로운 방법을 배우면서 더욱 잘 배워야 한다고 생각하니까, 목구멍이 막히는 듯 한 느낌이 지금 여기에 있어요."

나는 제니에게 목구멍이 막히는 느낌을 어떻게 느끼는지 설명하라고 부탁했다. 제니는 약간 놀라면서 말했다. "당연히 질식하는 것이지요!" 나는 제니에게 그 느낌으로 되돌아가서 "질식하는 것"이라는 단어를 점검하고, 목구멍이 막히는 느낌에 들어맞는 단어인지를 확실히 하도록 요청했다.

제니는 생각에 잠기는 듯이 보였다. "사실은…" 제니는 천천히 이어서 말했다. "그 느낌은 손으로 목을 꽉 쥐는 듯해요."

이제 제니는 두 눈을 감고 내면에 집중하고 있었다. 나는 제니에게 손으로 목을 꽉 쥐는 느낌에 안녕이라고 부드럽게 말하라고 부탁했다. "손으로 목을 꽉 쥐는 느낌에 단지 말해 보세요. '그래, 네가 목 부위에 있다는 것을 알아.'"

제니의 경우에 이것은 아주 새로운 방법이었다. "한 번도 눈으로 그 느낌을 본 적이 없고, 단지 그 느낌을 없애려고만 시도했어요." 먼저 이 새로운 방법을 알기 위해 잠깐 시간이 필요하고, 제니가 그렇게 했을 때 부분적으로 편안해지는 감각이 확실하게 있었다. "그 느낌이 여전히 여기에 있지만, 더는 고통스럽지는 않아요. 그 느낌에 주의를 집중하니까 그 느낌이 나를 괴롭히지 않는 것 같아요."

그런 다음 나는 제니가 친구 한 사람과 함께 앉아 있는 것처럼, 그 느낌과 함께 앉아 있는 것을 상상해 보라고 요청했다.

제니는 몇 분 동안 침묵하면서 두 눈을 감고 느끼고 있었다. 그러고 나서 제니는 놀라면서 두 눈을 떴다. "와우, 그 느낌이 뭔가를 말하리라고 꿈도 꾸지 못했어요. 그것은 정말 놀라워요."

나는 시간이 좀 더 지나면 제니가 그 나머지 부분도 말하게 될 것을 알기 때문에 기다렸다. 잠시 뒤에 제니는 다시 말했다. "그 느낌이 말하기를... 그 느낌이 나를 걱정한다고 말해요. 그리고 그 느낌이 내가 실수하지 않아야 한다고 말해요!"

"그렇다면 지금 그 느낌은 어때요?" 나는 물었다.

"질식시키거나 목을 꽉 쥐는 느낌이 완전히 사라졌어요. 목구멍이 열리고 편안해진 것 같아요. 좋고 따뜻한 느낌이 몸 전체에 퍼지는 듯해요. 정말 놀라워요. 그 느낌이 이처럼 변화되리라고 결코 생각하지 못했네요."

2. 포커싱과 감각느낌(Felt Sense)

포커싱(Focusing)은 정서를 치유하고 자기지각(self-awareness)을 위한 몸 지향적 과정(body-oriented process)이다. 포커싱은 간단하다. 당신이 어떻게 느끼는지를 알아차리고 나서 주의를 기울이는 느낌들과 대화를 하는 것이다. 포커싱은 당신의 삶에서 일어나고 있는 일에 관한 무엇인가를 당신의 몸에서 느끼고 있는 익숙한 경험과 함께 시작한다. 예를 들면, 당신이 다른 사람 앞에서 말할 때, 당신의 배안이 불안하게 느낄 때, 또는 당신이 중요한 전화를 해야 할 때에 가슴이 답답하게 느낄 때, 당신은 의미 있는 몸의 감각, 즉 "감각느낌"(Felt Sense)을 경험하고 있다.

불안하거나 답답하거나 목구멍이 막히는 것을 느낄 때, 당신은 무엇을 하는가? 대다수 사람이 하는 것처럼, 당신은 그 느낌을 없애려고 할 것이다. 어쩌면 당신은 혼잣말로 비난한다. "내가 온갖 노력을 해야 할 때, 왜 이러한 바보 같은 느낌이 드는 것일까?" 또는 스스로 실망해서 말한다. "내가 더 괜찮은 사람이라면, 이렇게까지 얼어붙지 않을 거야." 당신은 숨을 깊이 들이쉬거나, 물을 한 컵 마시거나, 담배를 한 대 피울지 모른다.

당신이 포커싱을 모르는 한, 그 느낌에 주의를 기울이지 않거나, 그 느낌이 당신에게 말하도록 하지 않을 것이다. 하지만 그 느낌이 당신에게 말하도록 할 경우, 깊고 풍부한 당신의 전 존재를 만나게 되는 것이다. 게다가 당신이 그 느낌에 주의를 기울일 경우, 편안하고 긴장이 풀리게 되고, 한쪽으로 치우치지 않는 방식으로 하고자 하는 일을 하게 한다. 당신을 놀라게 하고 기쁘게 하는 방식으로 당신의 삶을 더욱 발전시킬 것이다.

포커싱은 부드럽고 수용적인 방식으로 몸에 주의를 기울이고, 내면에 자기가 보내는 메시지를 듣는 과정이다. 포커싱은 또한 우리 내면의 지혜를 존중하고 몸을 통해 말하는 미묘한 수준을 깨닫게 되는 과정이다.

몸에 주의를 기울이면 무엇인가를 깨닫게 되고, 몸에 긴장이 풀리고,

긍정적으로 삶을 변화하게 한다. 당신 자신이 당신을 더 잘 이해하고, 더 잘 느끼고, 당신이 원하는 삶을 더 잘 창조하는 방식으로 행동하게 한다.

3. 포커싱의 발견

1960년대 초기에 시카고 유진 젠들린(Eugene Gendlin) 교수는 다음과 같은 의문을 가지고 연구를 시작했다. "심리치료가 왜 어떤 내담자에게는 도움을 주고 어떤 내담자에게는 도움을 주지 못하는가?" 젠들린과 그의 동료는 심리치료 회기가 담긴 수백 개의 녹음테이프를 분석해서 연구했다. 그들은 많은 심리치료자와 내담자의 시작과 종결까지의 심리치료의 회기를 모두 녹음했다. 그런 다음 그들은 심리치료자와 내담자 모두에게 심리치료가 성공적이었는지를 평가하도록 했다. 그들은 또한 심리적인 검사를 사용해서 긍정적인 변화가 있었는지를 파악했다. 심리치료자, 내담자, 독립적인 심리 검사, 이 세 가지가 모두 일치하면, 그다음 심리치료 과정이 연구에 사용되었다. 녹음테이프에 두 가지 그룹에 관한 결과가 나왔다. 하나는 성공적인 심리치료 그룹과 다른 하나는 성공하지 못한 심리치료 그룹이다.

그러고 나서, 그 연구자들은 녹음테이프를 비교해서 무엇이 성공과 실패의 차이점을 결정하는지를 알아보았다. 처음에 연구자들은 녹음테이프에서 심리치료의 내용을 들었다. 공통점은 심리치료가 성공적인지 아닌지를 결정하는데 있어서, 심리치료자의 행동에 무엇인가가 있다고 추측했다. 분명히 성공적인 심리치료에서 심리치료자는 더욱 공감적이고 진실하며 수용적이지만, 실제로 심리치료자의 행동에는 두드러진 차이점은 없었다. 즉 심리치료가 성공적인 녹음테이프와 성공적이지 못한 녹음테이프에서 심리치료자의 행동은 본질적으로 똑같았다. 심리치료자들은 온갖 노력을 하고 있었다. 어떤 내담자들은 점점 좋아졌고 반면에 어떤 내담자들은 그렇지 못했다.

그 뒤에, 연구자들은 녹음테이프에서 내담자의 상담과정을 들었다. 그들은 흥미롭고 중요한 발견을 하였다. 성공적인 심리치료 내담자들과 성공적이지 못한 심리치료 내담자들 사이에 차이가 있었다. 그 차이점은 내담자 경우에 첫 상담 회기나 둘째 상담 회기에서 들을 수 있었다. 연구자들은 심리치료를 통해 성공적인 내담자들이 어떻게 해야 하는지를 알았던 것은 아니었다. 상담실에서 성공적인 내담자들이 한 것은 그들이 상담실 안에 들어올 때, 이미 그들이 하고 있었고 할 수 있었던 것이었다.

놀랍게도, 젠들린과 다른 연구자들은 처음 두 상담 회기의 녹음테이프만을 들어도 성공한 심리치료인지를 예측할 수 있었다. 내담자의 이야기를 들으면서, 그들은 실제로 그 심리치료가 종국적으로 성공할지 못할지를 말할 수 있었다.

이것은 무엇이었는가? 연구자들이 녹음테이프에서 들었고 그들이 심리치료가 성공적일 수 있는지 예상할 수 있었던 것은 무엇이었는가?

연구자들이 들은 것은 다음과 같다. 심리치료 회기의 어떤 시점에 성공적인 심리치료 내담자들은 그들의 이야기를 천천히 말하고, 덜 정확하게 말하게 되고, 때로는 그들이 느끼고 있는 어떤 것을 묘사할 때 말을 더듬거렸다. 당신이 그 녹음테이프를 들었다면 다음과 같은 것을 들을 수 있다. "음음, 어떻게 이것을 설명할 수 있을까요? 그것이 바로 '여기에' (손으로 몸의 한 부분을 가리키면서) 뭔가가 있어요. 그것은...... 글쎄요……. 그 느낌은 정확하게 화가 났다는 것은 아니에요……. 음." 종종 내담자들이 몸에서 이러한 것을 느낀다고 말한다. 그들은 다음과 같이 말한다. "그 느낌은 가슴 바로 여기에 (손으로 가리키면서) 있어요." 또는 "배안에 이상한 느낌이 있어요."

그래서 성공적인 심리치료 내담자들은 심리치료 회기 동안에 직접 느끼는 몸의 지각을 모호하고 어렵게 설명했다. 이와는 반대로 성공적이지 못한 심리치료 내담자들은 상담 회기 전반에 걸쳐 정확하게 표현을 했다. 그들은 머리에 즉 이성에 머물러 있었다. 그들은 몸에서 느끼지 못했다. 그들은 처음에 설명하기 어려운 어떤 것을 직접 느끼지 못했다. 성공하지 못한 내담자들이 얼마나 많이 그들의 문제를 분석하고 설명하든지 또는 그 문제에 대해 생각하든지, 그 문제에 대해 울든지, 그들의 심리치료는 결과적으로 성공적이지 못했다.

유진 젠들린은 성공적이고 성공적이지 못한 심리치료 사이의 모든 차이점을 통해 하나의 기술을 만들었고, 그 기술을 어떻게 가르칠지를 알았다. 심리치료자로서 젠들린은 단순히 자리에 앉아 있기를 원하지 않았고, 그의 내담자 중에 어떤 내담자가 더 좋아지고 그렇지 않은지를 살펴보았다. 젠들린은 정서치료를 위한 영향력 있고 효과적인 기술을 가르치는 방법을 발견했다. 젠들린은 그 기술을 "포커싱"이라고 불렀다. 젠들린은 포커싱이 심리치료를 발전시키는 데에만 사용하는 것으로 생각했다. 하지만 그 이후에 사람들이 다른 목적들 즉, 심리치료를 대신해서 사용하고, 무엇인가를 결정하고, 창조적인 계획을 돕기 위한 자조 기술(self-help skill)을 위해 포커싱을 가르쳐 달라고 부탁했다. 1978년에 젠들린은 '포커싱'이라는 책을 출판했고, 그 책은 수백만 권이 팔렸다. 사람들이 포커싱에 많은 관심을 둬서 젠들린은 강습회를 개최하고, 포커싱을 사용하는 전 세계 네트워크를 지원하기 위한 포커싱 협회를 창설했다. 당신이 어떻게 이 네트워크에 연결할 수 있는지에 관해 더 많은 정보를 얻으려면 이 책 뒤쪽에 참고자료 부분을 참조하길 바란다.

포커싱은 개발된 것이 아니라 발견된 '자연스러운 기술'이다. 포커싱은 사람들이 성공적으로 변화하고 있을 때 사람들이 무엇을 하는지를 관찰하며 발견되었다. 포커싱 능력은 모든 사람에게 있는 선천적 능력이다. 우리는 모두 순간순간 어떻게 느끼는지를 아는 능력을 갖추고 태어났다. 그러나 대부분 우리는 어린 시절에 그리고 우리의 문화로부터 상처나 소외감을 경험했고, 이 때문에 우리가 몸이나 느낌을 신뢰하지 못하는 원인이 되었다. 우리는 포커싱을 다시 배울 필요가 있다.

4. 포커싱의 혜택

포커싱은 광범위한 목적을 지닌 기술이다. 포커싱의 목적은 하나가 아니라 여러 가지이다. 획기적인 것은 포커싱을 배우고 난 후에 생활에서 필요로 할 때 언제든지 포커싱을 할 수 있다. 이 책의 앞부분에서, 예를 들었던 제니의 이야기는 목이 막히는 느낌과 같이 영향을 미치는 몸의 신호를 이해하고 변화시키기 위해 포커싱을 사용하는 방법에 관한 사례이다. 포커싱을 통해 혜택을 받을 수 있는 몇 가지 경우들을 여기에 제시해 놓았다.

심리치료가 더는 진전되지 않는 경우

심리치료를 받고 있지만 종종 진전이 없는 사람들은 심리치료를 받으면서 더 좋아지기 위해 포커싱을 배우려고 한다. 그들은 심리치료를 받으면서 잠깐 좋아지는 듯하지만 그 이후에 아무런 진전이 없다고 생각한다. "나는 계속해서 같은 일들을 이야기하고, 같은 것만 계속해서 깨닫고 있어요." 한 여인이 상담에서 일어난 일을 이야기한다. "내가 알지 못하는 어떤 것이 있다는 것을 알아요. 하지만 무엇인지 모르겠어요."

어떤 심리치료자들은 심리치료를 할 때에 포커싱을 함께 사용하기도 한다. 다른 심리치료자들은 내담자들에게 포커싱을 배워 상담이 없는 동안에 연습해 보도록 권하기도 한다. 당신이 지금 상담을 받고 있고 심리치료자가 포커싱을 사용하기를 원한다면, 이 책에서 "치료과정 중에"라는 제목이 있는 11장을 보아라.

당신이 느끼고 원하는 것을 더 잘 알고 싶은 경우

자신이 느끼고 원하는 것을 알지 못하는 사람들이 많이 있다. 종종 남자들은 특히 공포와 슬픔과 같은 아주 나약하고 유약한 느낌을 무시하거나 아무렇지 않도록 교육을 받는다. "사람들은 내가 어떻게 느끼는지 물어요. 아무런 느낌이 없는 것 같아요." 종종 여자들은 자신의 느낌을 옆에다 밀어두고 다른 사람의 느낌을 먼저 살피도록 교육을 받는다. 결과적으로 우리는 무엇을 느끼고 원하는지를 알지 못한다. 우리가 어떻게 느끼는지 알도록 하는 몸으로부터 우리는 단절되어 있다. 포커싱은 몸의 느낌으로 되돌아가도록 해서 우리가 무엇이 진실인지를, 즉 느끼고 원하고 필요로 하는 것이 무엇인지를 알도록 해 준다.

지나친 감정을 다루어야 할 경우

때때로 슬프고 두렵고 화가 나는 것과 같은 강한 감정을 지나치게 느낄 수 있다. 그 느낌들은 파도처럼 우리에게 몰려올 수 있고, 폭풍우처럼 우리를 흔들 수 있어서 이러한 감정들의 힘 때문에 무력하게 느낄 수 있다. 그러나 이러한 감정들은 뚜렷한 이유가 있다. 이 감정들은 중요한 무엇인가를 말해 주고 우리 삶의 중요한 부분들을 생각하게 해 준다. 포커싱은 감정에 휩싸이지 않고 이러한 강한 감정들로부터 들려오는 이야기를 듣고 의미를 알도록 해 준다. 강한 감정에 빠져드는 대신에, 포커싱을 하면서 강한 느낌들과 편안한 관계를 맺는 방법과 그 느낌들을 인정하고 듣는 방법을 배우게 된다.

중독이나 행동 장애에서 벗어나고 싶을 경우

행동 장애는 생활에서 어떤 것을 하려고 하나 하지 못하게 할 때에 발생한다. 가장 흔한 행동 장애들은 정리하지 못하는 장애(예를 들면, 책상을 정리하지 못하는 것)와 작가들이 한 줄도 못 쓰고 마냥 앉아 있는 경우일 것이다. 지연은 다목적인 장애이다. "나는 ____ 을 원하지만, 하지 않는다."라는 문장의 빈칸에, 무엇을 쓸 수 있다면 당신은 행동 장애를 가지고 있다.

중독은 행동 장애와는 반대의 경우이다. 중독과 관련된 문장은 다음과 같다. "나는 _____을 그만두고 싶지만, 그만두지 못해요."

포커싱은 행동 장애와 중독에 원인이 되는 당신의 일부분을 공감적으로 들을 수 있어서 행동 장애와 중독에서 벗어날 수 있도록 도와준다.

자기 비난에서 벗어나고 자신에 대한 사랑과 수용을 하도록 하고 싶을 경우

- "넌 다시 실패했어. 넌 항상 실패할 거야. 이제 포기하는 것이 낫지."
- "넌 뭔가 아주 잘못되어 있어. 너는 어떠한 방식으로도 결코 고칠 수

없는 결점투성이야."

- "넌 이상해. 네가 얼마나 이상해진 지를 누구도 알아차리지 않도록 하는 것이 좋을 거야. 다른 사람들이 너와 친구가 되는 것을 원하지 않아."

누가 당신에게 이러한 끔찍한 말을 하고 있는가? 당신이 대부분 사람과 마찬가지라면, 당신이 자신에게 그러한 말을 한다. 우리는 다른 사람에게 하는 것보다 자신에게 더 가혹하고 잔인하다. 포커싱은 자기 비난과 내적인 파괴를 한 형태에서 벗어나게 하는 강력한 방법이다. 포커싱을 하면서 당신은 내적 비난자를 협력자와 지지자로 바뀌도록 배우고, 당신 안에 있는 모든 부분을 사랑하고 수용하도록 할 것이다. 이러한 자기 수용은 결국 변화해야 하는 당신 삶의 모든 영역에서 더 깊고 빠르게 변화하도록 한다.

분명하고 중요한 결정을 하고 싶은 경우

모든 사람은 매일 결정해야 한다. 어떤 사람은 "저녁에 무엇을 먹을까?"와 같은 작은 결정을 해야 한다. 어떤 사람은 "남은 평생 무엇을 할까?"와 같은 중요한 결정을 해야 한다. 결정을 하기가 쉽지 않다면, 매일 하루가 어려움 그 자체일 수가 있다. 혼란스럽고, 자신에 대해 의구심을 가지게 되고, 불안하면 결정을 내리는 과정이 어려울 수가 있다.

"포커싱을 배우고 싶어요." 한 남자가 나에게 말한다. "결정할 때마다 항상 다른 사람에 따라 또는 사회적 통념에 따라 결정해야 한다고 깨달았기 때문이에요. 하지만 그렇게 되는 것을 원하지 않아요."

결정하는 전형적인 방법을 보면, 종이 한가운데에 선 하나를 그리고 한

쪽에는 찬성에 관한 모든 것을 적고 다른 쪽에 반대에 관한 모든 것을 적도록 한다. 하지만 마지막에는 여전히 결정하지 못한 자기 자신을 발견한다. 결정을 하는 데 있어 단순히 논리적인 방법만을 사용해서 결정을 내리는 것은 어렵다. 논리라는 것은 우리의 한 부분만을 사용하는 것이기 때문이다. 특히 중요한 결정을 할 때, 우리는 논리적인 면 한 부분만을 사용하는 것이 아니라 자신의 모든 부분(느낌, 사고, 상상 등)을 사용해서 해야 한다. 포커싱은 논리적인 분석을 뛰어넘는 수준에서 올바른 선택을 하도록 돕기 때문에 결정을 하는 데 중요한 도구이다. 포커싱을 통해 당신은 전인적으로, 즉 한 번에 모든 요소를 받아들여 통합시키고 올바르게 선택할 수 있다.

5. 몸의 지혜

일반적으로 알려지기를, 우리는 무엇을 먹는 것이 옳고 얼마만큼 운동하는 것이 필요한지에 관해 우리의 몸을 참조할 수 있다. 우리의 몸은 건강에 좋은 것이 무엇인지를 알고 우리가 원한다면 최상의 신체적 건강을 발견하는 방법을 알려준다고 이해하는 사람들이 많다. 몸의 지혜 범위를 신체적인 것으로만 아는 것은 너무 협소한 관점을 가지는 것이다. 몸의 지혜는 훨씬 넓다. 비록 우리의 문화에서 거의 인정하지는 않지만, 여러 면에서 우리의 몸이 지혜롭다는 것은 사실이다. 우리의 몸은 삶을 어떻게 살아야 하는지, 자신에게 무엇이 더욱 필요한지, 무슨 가치를 추구하고 무엇을 믿어야 하는지, 무엇이 우리에게 정서적으로 상처를 주고 그 상처를 어떻게 치유하는지에 관한 지혜를 담고 있다. 우리의 몸은 우리에게 가장 좋은 것을 가져다주는 사람이 우리 주변에 누구이고, 우리를 고갈시키고 상처 입히는 사람이 누구인지를 안다. 우리의 몸은 더욱 충만하고 가치 있는 삶으로 올바르게 이끄는 것이 무엇인지를 안다.

우리의 사고는 이러한 것들을 알지 못한다. 우리의 사고는 과거를 기억하고 다른 사람들이 우리에게 말한 것을 되풀이하고, 무엇인가를 원하거나 불안해하는 둘 중의 하나가 될 미래를 상상한다. 과거와 미래, 사고의 근본적인 영역은 변화가 일어날 수 있는 장소가 아니다. 변화는 현재에서 일어난다. 몸이 주는 선물은 항상 현재 시간에, 즉 항상 여기에 있다. 삶을 변화시키는 힘을 가지고 있는 당신의 일부분으로 움직이기 위해 당신이 해야 할 모든 일은 몸에 주의를 기울이는 것이다.

포커싱은 변화를 위해 광범위한 앎의 영역과 잠재성으로 들어가는 방법이다. 포커싱은 당신이 몸과 신뢰의 관계를 형성하도록 하고, 몸의 인식을 통해 알 수 있는 자신의 지혜를 폭넓게 듣게 할 수 있다. 포커싱은 당신이 소리치기 전에, 몸이 속삭이는 소리를 듣도록 한다. 포커싱은 내면의 올바른 느낌을 만족하게 하는 방식으로 삶을 변화시키는 데 핵심이 있다.

다음 장에서, 우리가 포커싱 과정을 설명하고 나면 당신은 포커싱 하는 방법을 알게 될 것이다. 3장에서, 우리는 안전과 신뢰를 위한 내적인 분위기를 형성하는 방법을 설명함으로써 당신 자신이 포커싱을 할 수 있도록 준비하게 할 것이다. 4장과 5장에서, 우리는 혼자서 포커싱을 하는 방법을 설명할 것이다. 6장에서, 우리는 포커싱의 결과로써 긍정적인 느낌이라는 선물을 어떻게 얻게 되는지 설명할 것이다. 7장에서, 우리는 결정하기, 강한 감정들을 다루기와 같은 특별한 목적을 위한 포커싱을 사용하는 사람들에 관한 몇 가지 사례를 제시할 것이다. 8장에서, 우리는 "문제해결"을 하고, 가장 전형적인 문제와 의문을 해결하도록 도울 것이다. 9,

10, 11장은 친구, 내담자, 상담자와 함께하는 포커싱에 관해 설명하고자 한다.

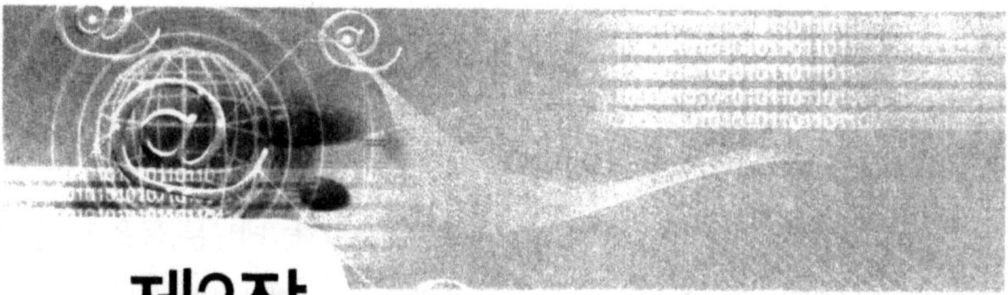

제2장

포커싱의 과정

포커싱 과정을 설명하기 위해 테드의 사례를 이야기하고자 한다. 이 사례에서 테드가 포커싱을 어떻게 사용하고 어떻게 느꼈는지를 알 수 있다. 나는 테드가 포커싱 방법에 따라서 단계가 다를 때마다 사용하고 있는 포커싱의 다양한 태도와 기술들을 설명할 것이다.

테드는 아내가 "어떻게 느끼고 있어요?"라고 물으면, 어떻게 대답할지 모를 때 항상 좌절감을 느낀다. 아내가 테드의 느낌을 끈질기게 알고 싶어 하면 할수록 테드는 그 질문에 어떻게 대답할지를 결코 모른다는 것을 깨달았다.

"내가 어떻게 느끼는지 아내가 물으면 대답을 못해요." 테드는 이어서 말했다. "마음속에 아무런 느낌이 없는 것 같아요."

그래서 테드는 포커싱을 배우기로 결정하였다. 처음에 테드는 내적 몸의 느낌, 특히 자신의 목, 가슴, 배 부위에서 일어나는 느낌을 깨닫는 것을 배웠다. 테드의 경우에 이것은 새로웠다. 테드는 자신의 몸을 느끼도록 배운 적이 없었다. 테드의 아버지와 형들은 감정에 관해 말한 적이 없었다. 고등학교와 대학에서 테드는 운동을 했는데 육체적인 아픔이나 상처에 주의를 기울이지 않는 것이 더 좋았다.

따라서 테드가 눈을 감고 자신의 몸에서 어떤 것을 느끼려고 처음에 시도할 때 익숙하지 않은 영역으로 들어가는 것 같았다. 테드는 몸을 느끼는데 시간이 좀 걸렸다. 테드는 최근에 감기에 걸렸을 때를 상기하며 여전히 아픈 것처럼 자신의 목 부위를 점검했다. 아무것도 느끼지 못했지만, 잠시 뒤 마침내 테드는 목 부위에 있는 어떤 느낌을 인식했다. 테드는 목 부위로부터 시작해서 가슴과 배 부위에서 일어나는 것을 아주 쉽게 느꼈다.

포커싱은 특히 목 · 가슴 · 배 그리고 복부 부위와 같은 몸에서 일어나는 느낌을 인식하면서 시작한다.

처음에 테드는 아무것도 느끼지 못해 실망감을 느꼈고 그만두고 싶은 마음이었다. 그러나 잠시 뒤에 테드는 포커싱에서 사용하는 다음과 같은 질문을 하기 시작했다. "지금 무엇을 알기를 원하는가?" 테드는 단지 기다렸고 어떤 것을 알아챘다. 테드는 자신의 배 부위가 강하게 조이는 것을 느꼈는데, 그 느낌은 오랫동안 그렇게 느껴왔던 것이었다. 테드는 아무것도 느끼지 못했지만, 단지 평상시와 같은 것을 느낄 수 있었고 '평상시와 같은 것'은 조이는 느낌이었다.

우리는 자신이 느낌을 알려고 하지 않거나 어떤 것이 일어나지 않도록 하지만, '지금 무엇을 알기를 원하는가?'와 같이 부드럽고 개방된 질문을 하면서 우리가 어떤 것을 느끼도록 안내한다.

테드는 조이는 느낌을 인정하면서 그 느낌에 머물렀다. 테드는 조이는 느낌에 안녕이라고 말할 때 조이는 것이 약간 풀어지는 것을 느꼈다. 그 느낌이 배 부위에 여전히 있었지만, 아주 움직일 수 없다고는 느껴지지 않았다. 테드는 그 느낌에 이름을 붙이려 시도했는데 "조이는" 이라는 말이 아주 잘 맞았다.

우리는 어떤 느낌을 처음 알게 될 때, 내면에서 그 느낌에 안녕이라고 말해서 그 느낌을 인정하고 그다음 그 느낌을 묘사하거나 이름을 붙인다.

그 이후에 테드는 조이는 느낌을 더 잘 알려고 그 느낌에 몰두했다. 테드는 조이는 느낌이 오랫동안 배 부위에 있었다는 것을 알았고, 그 느낌이 무엇을 말하는지에 관해 진지하게 관심을 뒀다. 테드는 자신에게 어떤 결점이 있다기보다 조이는 느낌이 배 부위에 있었던 어떤 이유가 있다는 것을 생각한 것이 처음이었다.

포커싱의 다음 단계에서는, 우리가 깊은 관심을 가지고 더 잘 알고 싶은 그 느낌과 함께 있는 것이다.

그는 처음에 그 느낌을 아무런 의미가 없고 공허하고 딱딱한 벽과 같이 느꼈다. 그런 다음 테드는 자신 안에 조이는 부분이 두렵다고 생각하기 시작했다. 테드는 조이는 느낌과 함께 "두렵다"라는 말을 생각하자 더 꽉 조이는 느낌이 들었다. "그래! '두렵다'는 느낌이 맞아."

우리는 그 느낌, 즉 정서적 특성에 대한 단어로부터 오는 더 확실한

의미를 파악하는데 시간이 걸린다. 그런 다음 우리는 그 느낌이 드는 단어를 점검해서 그 단어가 그 느낌과 들어맞는지를 확인한다.

테드는 두려워할 아무런 이유가 없다고 자신의 배 부위에 말하는 것을 알았다. 하지만 포커싱에서 그 느낌이 무엇인지를 아직 모르더라도 모든 느낌에는 어떤 좋은 이유가 있다는 것을 받아들여야 한다는 것을 테드는 알았다. 그래서 테드는 꽉 조이고 두려운 느낌에 머물렀다. 그 느낌이 그곳에 있도록 하면서, 테드는 잠깐 숨을 쉬었다. 그다음 테드는 그 느낌에게 물었다. "말해봐. 왜 그토록 무섭니?"

서두르지 않는다. 단지 뭔가가 있는 것과 부담 없이 내적인 분위기를 형성한다. 더 말하도록 그 느낌을 초대하는 방식으로 부드럽게 질문을 한다.

그 대답을 느끼기 위해 잠시 시간이 걸리지만 지금까지 테드는 인내심을 배우고 있었다. 테드는 자신의 몸 부위에 조이는 느낌을 형성하는 것이 무엇인지를 느끼기 시작했다. "두려워요," 테드는 이어서 말했다. "그리고 두렵다는 것이 보일까 봐 또한 두려워요." 테드가 이렇게 말할 적에 마치 자신의 내면에서 어떤 것이 "내 이야기를 들어 주어서 기뻐." 라고 말하는 듯이 배 부위가 편안해지는 것을 느꼈다. 그 편안함이 좋은 느낌이어서 테드는 포커싱을 바로 거기에서 멈추려고 했다. 테드는 포커싱을 멈추고 다른 시간에 다시 할 수 있었다. 하지만 테드는 여전히 알고 싶었다. 그리고 배 부위는 이전처럼 완전히 조이지 않았지만, 여전히 조이는 느낌이 있었다.

포커싱에서 변화가 단계로 즉 미미한 깨달음으로 일어나는데, 각 단계에서 적절하게 느끼면서 몸의 느낌이 약간 다르게 된다. 각각의 단계가 일어난 후에, 포커싱을 멈추고 다른 때에 다시 포커싱을 할 수 있거나, 아니면 부드럽게 다시 질문하면서 계속해서 포커싱을 할 수 있다.

테드는 악몽을 꾼 자신의 자녀에게 묻는 것처럼, 조이는 느낌이 드는 몸의 부위에 부드럽게 질문했다. "지금 바로 그렇게 두려운 것이 무엇이지?" 테드는 아버지가 소파 의자에 털썩 주저앉고 어머니가 화난 표정으로 문 옆에 서 있는 기억이 스쳐 지나갔다. 다음과 같은 말이 떠올랐다.

"실패할 수 없어."
"나는 네 이야기를 들어," 테드는 자신의 몸에게 속삭였다.
"너는 실패하는 것이 괜찮지 않은 것처럼 느끼지."

테드의 배 부위에서 무엇인가 편안하게 없어지는 것처럼 해방되는 느낌이 왔다. 테드는 새로운 느낌을 살폈다. 여러 해 동안 있었던 배 부위에 긴장이 처음으로 완전히 해소되었다. 선물이라고나 할까?

몸이 주는 의미는 기억, 신념이나 태도, 채워지지 않는 욕구, 표현되지 않은 자신의 일부분과 때때로 연결된다. 그 문제를 고치거나 해결할 필요는 없다. 메시지를 인정하고 성심성의껏 그 메시지를 듣는 것이 깊고 편안하게 느끼는 데 필요한 모든 것이다.

포커싱 시간을 마치며 테드는 얼마 동안 새롭고 편안한 느낌을 즐겼다. 테드는 자신의 일부분이 다시 조이려고 하는 것을 알아차리면서, "하지만 포커싱이 그 문제를 어떻게 해결하지?" 라고 물었다. 부드럽지만 단호하게 테드는 이 질문을 제쳐놓고 자신의 몸을 단순히 느끼기 시작했다. 테드는 지금이 포커싱을 멈추기에 좋은 때인지를 묻고 나서, 잠깐 편안하게 느끼기를 원하는 분명한 느낌이 들었다. 그래서 테드는 그렇게 했다. 그런 다음 테드는 자신의 몸에 감사하고, "돌아올게."라고 말했다. 천천히, 몇 분 후에 테드는 먼저 멈출 준비를 하고 두 눈을 떴다.

한 회기의 포커싱 시간을 마칠 때는 천천히 그리고 그 회기 동안에 일어났던 것을 존중하면서 마무리를 해야 한다. 잠깐 동안 좋은 느낌에 머무를 수 있다. 우리는 몸에 감사를 표하고 '돌아올게.'라고 말한다.

그날 이후 테드는 고객과 전화 통화 중이었을 때, 자신의 배 부위가 다시 조이는 느낌이 있다는 것을 알아챘다. 그 통화가 끝난 후에 테드는 다음 전화가 걸려오기 전까지 몇 분 동안 일을 멈추고 자신의 배 부위에서 느껴지는 느낌에 잠시 머물렀다. 테드가 화가 나고 참을성이 없는 고객의 목소리를 들었을 때, 실패를 두려워하는 몸의 부분을 자극했다는 것을 알았다. 테드가 그 느낌을 알았을 때 조이는 느낌이 없어졌다.

생활환경이 포커싱 회기 중에 그곳에 있었던 느낌들을 일어나게 할지 모른다. 이것은 "작은 포커싱", 즉 일상생활에서 약간의 포커싱을 하는 기회이다.

테드가 아내를 본 그날 저녁에 아내는 테드에게 "오늘 하루는 어떻게 느꼈어요?"라고 물었다. 테드는 대답했다. "흥분되고 약간 두려워. 왠지 알아? 새로운 어떤 것을 배우고 있지. 그 느낌이 나를 어떻게 할지 모르겠어." 테드는 그렇게 말 한 후 자신의 몸을 점검하고, 사실 자신이 흥분되고 약간 두려워하는 것을 느끼고 있다는 것을 알 수 있었다. 테드의 아내는 매우 놀라서 할 말을 잃고 그저 테드를 꼭 껴안았다.

제3장

안전과 신뢰 안에서 포커싱

당신이 숲 속 끝자락에 있는 초원에 있다고 상상해 보아라. 당신이 조용히 그곳에 서 있을 때, 숲 속에서 수줍어 쳐다보는 동물 한 마리를 본다. 당신에게 이 동물이 위험하지 않듯이 당신도 이 동물에게 당신이 위험하지 않다는 것을 알도록 해야 한다. 그 동물이 당신으로부터 안전하다는 느낌이 들게 하려면 당신은 무엇을 하겠는가? 당신은 어떤 분위기를 조성하려고 하는가? 당신은 무엇을 하지 않겠는가?

당신은 소리를 지르면서 그 동물이 있는 쪽으로 달려가지 않을 것이다. 당신은 조용히 그리고 가만히 있을 것이다. 당신이 움직인다면 천천히 그리고 조용하게 움직일 것이다. 당신이 약간 더 가까이 다가가도 괜찮다는 표시로 그 동물에게 주의를 기울이고 관심을 두며 조심스럽게 지켜볼 것이다.

포커싱은 당신과 소통을 원하는 내면의 어떤 것에 주의를 기울이고 듣는 과정이다. 숲 속에 수줍은 동물을 만났을 때처럼 포커싱을 할 때, 어떤 메시지가 전달될 수 있기 전에 처음에 당신이 신뢰할 수 있고 안전한 분위기를 형성하는 것이 필요하다. 이 장에서 포커싱을 가능하게 하는 내면세계에 안전과 신뢰의 분위기를 어떻게 형성하는지를 설명할 것이다.

1. 감정을 있는 그대로 있게 하기

잠깐 동안 당신이 바로 지금 무엇을 느끼고 있는지 살펴보고, 단순히 그 느낌이 느껴지는 그곳에 있도록 하는 것이 가능한지 보아라. 좋고, 나쁘고, 냉대하고, 화나고, 슬프고, 두렵고, 지겹고, 초조하고, 즐겁든지 간에 당신이 지금 바로 어떠한지를 살펴보고, 당신이 "그래, 그 느낌이 바로 내가 느끼는 것이지."라고 말할 수 있는지를 살펴보아라.

당신의 느낌이 느껴지는 그곳에 있도록 하기 어렵거나 어색한지를 살펴보아라. 사람들이 많이 하듯이 당신은 그 느낌을 살펴보자마자 다음과 같이 판단하려고 할지 모른다. "그와 같은 느낌이 들어서는 안될 텐데. 그렇게 느끼다니 나 자신이 싫어." 당신은 다음과 같이 사려분별을 하려고 할지 모른다. "두려워할 이유가 전혀 없지." 또는 당신은 다음과 같이 그 느낌에 대해 자신에게 말하려고 할지 모른다. "그렇게 나쁘지 않은 느낌이야. 다른 사람들은 더 나쁜 느낌이 있지." 또는 당신은 스스로 다음과 같은 질문을 하면서 느낌을 분석하려고 할지 모른다. "왜? 이 같은 느낌을 항상 왜 느끼지? 왜 변화할 수 없지?"

당신이 살펴보았듯이 이러한 방법 중에 어떤 것도 당신을 변화시키는데 효과적으로 돕지 못한다. 매번 당신 자신을 판단하거나, 느낌에 대해 자신에게 말하거나, 이 같은 느낌을 왜 느끼고 있는지 분석하려고 할 때, 당신은 단지 같은 장소에서 맴돌고 자신에 관해 심지어 더 나쁘게 느낄지도 모른다.

하지만 나는 수백 번이나 포커싱이 실패하는 것을 결코 본적이 없었기에 장담할 수 있다. 당신이 느끼고 있는 그대로 느낌이 있도록 할 때, 그 다음 그 느낌은 변화할 수 있다. 당신이 그 느낌을 변화하게 하려고 할 때 그 느낌은 변화하지 않고 그대로 있게 된다. 유진 젠들린은 이것을 다음과 같이 잘 설명하고 있다.

분리된 것, 즉 느끼지 못한 것은 똑같이 남아 있다. 느끼지 못한 것이 똑같이 남아 있다는 느낌이 느껴질 때 그 느낌이 변한다. 대부분 사람은 이것을 알지 못한다. 그들은 부정적인 느낌이 있다는 것을 허용하지 않아 자신에게 좋은 느낌을 만든다. 그렇지만 여러 해가 지나도 똑같이 이러한 부정적이고 변화되지 않는 상태가 지속한다. 당신의 몸에서 일어나는 느낌을 잠깐 동안 느끼는 것이 변화를 가져온다. 당신 안에 나쁘거나 지겹거나 좋지 않은 어떤 것이 있다면 내면에 그 느낌이 있도록 하고 숨을 들이마셔라. 그렇게 하는 것이 그 느낌을 발전하게 하고, 그 느낌이 필요로 하는 형태로 변화하게 할 수 있는 유일한 방법이다.

내면에 느낌이 있도록 하는 내적 분위기는 내적 변화를 위해 필요하다. 그리고 이것은 진리이다. 당신은 느낌이 있도록 허용하는 것이 그 느낌을 더 강하게 느끼도록 하거나 그 느낌을 통제하지 못하도록 할 것이라고 생각할지 모른다. 당신은 오히려 그 반대의 경우를 알게 될 것이다. 느낌들이 있도록 허용하지 않을 때, 당신은 그 느낌을 더 강하고 고통스럽게 느낀다. 느낌들이 있도록 할 때 진정이 되어서 당신과 대화를 한다. 앞으로 알게 되겠지만 그러한 대화는 변화를 이룬다.

2. 느낌과 관계 맺기

내적 경험과 관계를 맺는 방법은 느낌과 함께 있도록 하는 것이다. 많은 사람은 강한 감정을 변화하게 하는 유일한 방법이 강한 감정에 직면해서 강렬하게 느끼고 돌파하는 것으로 생각한다. 당신이 그렇게 하는 것을 주저할 때 '저항자' 또는 '변화를 두려워한다'라고 스스로 말할지 모른다.

하지만 포커싱이 우리에게 가르치는 것은 변화가 당신의 느낌과 관계로부터 더욱 쉽게 온다는 것이다. 그리고 당신이 너무 느낌에 깊게 관여한다면, 어떤 것에도 관심을 둘 수 없다.

당신의 감정을 커다란 호수라고 생각해 보아라. 당신은 하나를 선택할 수 있다. 당신이 그 호수로 들어가거나, 아니면 그 호숫가에 앉아 있는 것이다. 포커싱은 당신이 호수로 들어가는 대신에 호숫가에 앉아 있을 때, 당신이 무엇을 느끼는지 가장 잘 알도록 해준다.

어떤 것에 관심을 둘 때, 전체적으로 그 느낌을 느낄 수 있다. 관심을 두고 있는 것의 한가운데에 있을 때, 오히려 그 느낌을 알기가 더 어렵다. 마치 물고기가 물을 아는 것이 어려운 것과 마찬가지이다. 내가 유진 젠들린을 도와 포커싱을 가르치고 있었을 때, 젠들린은 다음과 같이 말하곤 하였다. "수프가 무슨 냄새인지 알고 싶다면 머리를 수프에 넣지 않는 것이 더 낫다."

당신은 그 느낌이 무엇인지에 관심을 둘 때, 그 느낌의 경청자일 수 있다. 당신이 그 느낌의 경청자일 때 그 느낌은 그의 이야기를 당신에게 말할 수 있다. 당신이 그 느낌 자체라면 그다음 그 이야기를 들을 사람은 아무도 없다. 이러한 내면에 관한 관심이 스스로 치유하는 방법이기 때문에 매우 유용하고 도움이 된다.

당신이 '슬퍼.'라고 말하고 있다면 나의 일부분이 슬프다거나, '하나의 슬픈 느낌이 있어.' 또는 '슬프게 느끼는 어떤 것을 알아.'라고 달리 표현해 보아라. 이제 슬픈 느낌이 그 슬픈 느낌 전체에 있는 대신에 당신과 함께 있을 수 있는 어떤 것이 된다. 왜냐하면 그 느낌은 당신의 전체가 아니라 일부분이기 때문이다.

3. 자기 자신에게 좋은 경청자가 되기

누군가가 당신의 이야기를 진실로 들었을 때를 기억하는가? 누군가가 진실로 당신의 이야기를 들었을 때 얼마나 기분 좋게 느꼈는지를 기억하는가? 단순히 누군가가 듣고 있었기 때문에 아마도 당신은 더 잘 자신을 이해하기 시작했고, 당신이 생각하고 느끼는 것을 분명히 할 수 있었는지 모른다.

아마도 당신은 또한 누군가가 당신 자신을 표현하는 것을 들어주기를 원했지만, 상대방이 당신의 이야기를 들어주지 않았던 때를 기억할지 모른다. 대신 아마도 그 사람이 당신을 비판했거나 자신의 경험에 관하여 이야기하거나 진심으로 충고했을지도 모른다. 충고는 듣기가 아니다. 당신은 누군가가 당신의 이야기를 들어주기를 원했는데 대신 비난을 하거나 충고를 한다면 당신은 아마도 더욱 분명하기보다 더욱 혼란스럽거나, 좌절하거나, 당혹스러워졌을지도 모른다. 그리고 누군가가 당신의 이야기를 들어줄 필요가 있을 때, 당신은 아마도 그 사람에게 다시는 돌아가고 싶지 않을지도 모른다.

포커싱은 내적 자기를 잘 듣는 것이다. 판단이나, 비판이나, 충고 없이 들어야 할 당신의 일부분들이 있다. 포커싱을 할 때 좋게 느끼고 더 분명히 하기 위해 비판 없이 들을 수 있어야 한다.

좋은 경청의 특성은 다음과 같다.

- 환영하는 것
- 여유를 유지하는 것
- 중요한 것을 듣는 것
- 현재에 머무는 것

환영하는 것은 내면에서 알게 된 모든 것에 관심을 두는 것을 의미한다. 처음에 나타나는 느낌이 지겨운 것이든 부정적이든 상관없이, 알게 될 각각의 느낌은 그러한 느낌이 표현되도록 하는 좋은 이유가 있다. 환영하는 것은 느낌이 있게 하고, 숨 쉬게 하고, 발전하게 하고 변화하도록 공간을 마련하는 것이다.

여유를 유지하는 것은 내면의 세계를 알도록 하고 내면의 세계를 여유 속에서 유지하는 것을 의미한다. 여유를 유지하는 것은 당신이 내적 자기에게 다음과 같이 말하고 있는 것과 같다. "내가 여기에 너와 함께 머물고 있어."

중요한 것은 듣는 것인데, 누군가가 들어주기를 바라는 것을 듣는 것을 의미한다. 어떤 것이 처음에 진행되었을 때, 그들의 메시지를 이해하기가 어려울지 모른다. 그 메시지가 듣기를 원하는 것을 당신이 계속해서 들어주면 그 메시지는 점점 더 명확하게 될 것이다.

현재에 머문다는 것은 과거에 일어났거나, 미래에 관한 환상이나, 두려움에 매달려 마음을 흩뜨리지 않는 것을 의미한다. 현재에 머문다는 것은 당신이 집중하는 것이 과거나 미래에 관련된 때라도, 지금 바로 당신의 몸에서 어떻게 느끼고 있는지와 연결해서 머무는 것을 의미한다. 당신이 현재에서 벗어난 것을 알게 될 때는 언제든지 다음과 같이 자신에게 질문해라. "지금 바로 내 몸에서 어떻게 느끼고 있지? 지금 바로 무엇을 깨닫고 있지?"

4. 감각느낌과 친구가 되기

포커싱은 자신의 내면 경험과 친구가 되는 것과 같다. 진실한 친구 관계는 인정하고, 용인하고, 인내하고, 관심을 두고, 존중하고, 따뜻하고, 환영하고, 공감하고, 연민하고, 사랑하는 것을 포함한다. 바로 지금 당신 자신과 친구가 될 수 있다고 느끼지 못한다 해도 걱정하지 마라. 한 단계 한 단계 당신 자신과 친구 관계를 형성할 수 있을 것이다. 그리고 첫 단계는 '안녕'이라고 인사하는 것만큼 단순하다.

당신이 느끼고 있는 것을 알아차릴 때, "안녕, 네가 그곳에 있다는 것을 알아."라고 그 느낌에 말해라. 이것이 우스꽝스럽거나 단순하게 보일 수 있지만, 당신은 단지 이것만을 해도 신체적으로 크게 도움이 되어 아마도 안도감을 느끼게 될 것이다. 우리는 얼마나 자주 이것을 하지 않는지 놀라울 뿐이다. 우리는 어떻게 느끼는지 무시하고 느끼고 있는 것을 없애려고 하고 느끼고 있는 것과 논쟁을 하지, 어떻게 느끼는지를 실제로 인정하고 있지 않는다. 환영받지 않는 불청객처럼 결코 직접 말하지 않지만 무엇인가를 이야기하고 있는 감각느낌을 설명하고자 한다.

당신의 감각느낌이 아주 두렵거나 강렬하다면, '안녕'이라고 인사하는 것이 더욱 중요하다. "내 가슴 주변에 갑갑함을 느끼고, 점점 더 죄어오고 있어요." 리베카가 말했다. "그 느낌에 단지 '안녕'이라고 말해 주세요." 나는 제안했다. "오! 이제 약간 편안해지고 있어요." 리베카는 이 말을 하면서 단순히 인정하는 것이 이처럼 다른 느낌이 들 수 있다는 것에 놀랐다.

인정하는 것이 효과적인 이유는 감각느낌이 당신과 함께 이야기를 나눈다는 것이다. 내가 감각느낌이 사람인 것처럼 말하는 것을 양해하길 바란다. 그러나 사실 감각느낌은 당신이 듣기를 원한다. 감각느낌은 들어주기를 원한다. 그 갑갑한 느낌이 들려지게 될지에 대해 죄의식이 들었기 때문에 점점 더 죄어지게 되었을지 모른다. 리베카가 그 느낌을 인정하자 약간 편안해질 수 있었다. 왜냐하면 그 느낌은 리베카가 그 느낌이 그곳에 있다는 것을 알고, 그 느낌의 이야기를 들을 의향이 있다는 것을 알았기 때문이다.

당신의 몸에서 발견한 느낌에 '안녕'이라고 말하는 것이 얼마나 중요한지 강조하고 싶다. 사람들이 이 단계를 그냥 지나치기 때문에 어려워하는 것을 여러 번 보았다. 예를 들면, 캐서린은 여러 주 동안 어깨에 뭉친 느낌을 느끼고 있었다. 캐서린은 그 느낌에 집중하고 싶었다. 워크숍에서 사람들은 캐서린이 급히 목을 돌리는 것을 보았다. 그리고 "어깨에 뭉친 느낌이 무엇에 관한 것인지 이 느낌에게 묻고 싶지만, 말하지 않겠지. 어쩔 수 없다고 느껴지네."라고 캐서린이 말하는 것을 들었다. 그다음 캐서린은 워크숍이 시작할 때 받은 카드를 내려다보았을 때, '여기에 있는 어떤 느낌에게 안녕이라고 말해요.' 라고 적힌 문장을 보았다. "오," 캐서린은 이어서 말했다. "그 느낌에게 아직 안녕이라고 말하지 않았네."

그다음 워크숍에 참가한 사람들은 놀랄만한 변화를 보았다. 캐서린의 얼굴이 붉어지고 빙빙 돌렸던 머리는 멈추어지고 두 눈에는 눈물이 솟구쳤다. "그 느낌에 결코 안녕이라고 말한 적이 없어."라고 캐서린은 소리쳤다. "그 느낌이 나쁘다고만 하면서 그 느낌을 없애려고만 했고, 부끄러워했고, 고쳐보려고만 했지, 실제로 '안녕'이라고 말한 적이 없어." 그 순간에 캐서린은 어깨부위에 있는 느낌이 풀리기 시작했고 그 느낌이 메시지로 전달된 후, 그 회기가 끝날 무렵에 캐서린은 자신의 몸을 아주 다르게 체험했다.

포커싱은 자신과 긍정적이고 지지적인 관계를 맺도록 하는 것이다. 모든 관계는 안녕이라는 인사와 함께 시작한다. 처음에 안녕이라는 인사 없이 대화를 시작하는 것은 존중하는 것이 아니다. 따라서 처음에 당신의 감각느낌에게 안녕이라고 인사를 하면, 그 감각느낌과의 나머지 관계는 자연스럽게 따라올 것이다.

5. 친근하게 느끼지 않을 때

때때로 당신은 감각느낌을 친근하게 느낄 수 없다. 그래도 괜찮다. 당신은 여전히 포커싱을 할 수 있다. 친근하게 느껴지지 않는 당신의 일부분에도 주의를 기울여 보아라. 친근하게 느껴지지 않는 당신의 일부분에 안녕이라고 말해라. 그 느낌이 무엇이든지 친근하게 느끼지 않는 것이 새로운 감각느낌이 된다.

톰은 배 부위에서 두려움를 느끼고 있었다. 톰은 그 느낌을 오랫동안 지속된 두려움으로 인정했는데, 전에도 여러 번 느꼈던 것이기 때문이다. 톰은 이 두려움과 친구처럼 되라고 자신에게 말했을 때, 화가 나서 참을 수 없이 일어나는 어떤 느낌을 몸에서 느낄 수 있었다. "일들이 잘 풀려가는 바로 그 순간에 평생 두려워지는 것이 아주 지겨워."

그래서 톰은 화가 나서 참을 수 없는 느낌에 '안녕'이라고 말했다. 이것은 화가 나서 참을 수 없는 느낌에 머무는 상태와 계속해서 화를 내고 참을 수 없는 상태와는 달랐다. 이것은 약간 뒤로 물러나서 무엇이 느껴지는지를 알아차리거나 보는 것이다. 원래의 느낌인 두려움에 친근하게 대하려고 하는 대신에, 톰은 친근한 태도를 두려움에 대한 화와 성급함으로 옮겼다.

어떤 것이 친근하고 수용적인 방식 안에 있을 때, 이것은 '느낌에 관한 느낌'(The feeling about the feeling)이라고 부른다. '느낌에 관한 느낌'은 다음과 같은 것이다. "이 두려움에 화가 나." 또는 "이 슬픔 때문에 두려워." 또는 "이러지도 저러지도 못하게 하는 것은 참을 수 없어."

이 느낌을 무시하고서 자신의 방식으로 밀어붙이려고 하면 할수록 해결하지 못할 것이다. 이 느낌을 무시하면 포커싱은 이 시점에서 정체될 것이다. 이 시점에서 포커싱이 더 진행이 안되는 이유는 '느낌에 관한 느낌'이 하나의 신호이기 때문인데 여기서 무엇인가 관심을 필요로 하는 것이 다가오고 있다는 신호를 의미한다.

두 가지 일이 생길 수 있다. 두 가지 일들은 모두 좋은 것이다. 종종 느낌에 관한 느낌과 시간을 보낸 후, 그 느낌이 편안해지면서 원래의 느낌으로 돌아가도록 한다. 그러나 때때로 포커싱 회기에 전반적으로 남는 것은 '느낌에 관한 느낌'에 대한 것이다. '느낌에 관한 느낌'은 세상에서 당신이 어떠한지에 대한 핵심적인 부분과 종종 관련이 있기 때문에 놀랍게 주어지고 있다. '느낌에 관한 느낌'이 변할 때, 변화가 당신의 인생 전체에 잔잔히 퍼져 나간다.

6. 내면의 모든 소리 듣기

우리는 어떤 것을 오직 한 가지 방법으로 느껴야 한다고 종종 믿는다. 모호한 것은 잘못이라고 생각한다. 그러나 여러 가지 느낌들이 공존하는 것이 세상에서 아주 자연스러운 일이다. 우리의 한 부분은 어떤 것을 더 잘 알기를 원하고 또 다른 부분은 너무 잘 아는 것을 무서워한다. 우리의 한 부분은 상의 없이 결정하면 화를 내는 것을 느끼지만, 다른 부분은 화를 내서 얻게 되는 결과를 두려워한다.

포커싱을 할 때 우리는 우리 안에 있는 모든 부분을 들을 수 있다. 그리고 그 메시지들을 받아들일 때 모든 부분이 변화한다. 우리는 다른 부분들 사이에서 선택할 필요가 없다. 왜냐하면 그 다른 부분들은 동시에 모두 그곳에 있을 수 있기 때문이다. 그 부분들은 각각 그들 자신의 공간에 있을 수 있다. 그리고 우리가 다른 모든 부분과 함께 있을 수 있을 때 특별한 어떤 일이 일어날 수 있다. 그 부분은 어떤 것과는 다르고 더 좋은 어떤 것이 모든 부분과 함께 있을 때 올 수 있다. 그리고 여전히 모든 부분이 그 새로운 통합에 근본적으로 어떤 것을 부여했다.

우리는 모호한 세상에 사는 복잡한 존재들이다. 우리는 완전히 모순되게 느끼고 있다고 생각하는 때가 많다. 우리가 획일적이지 말아야 한다고 깨닫는 것은 자유일 수 있다. 포커싱을 통해 우리는 어떻게 인생에 대한 모든 우리의 반응들과 그 반응들을 있는 그대로 환영하고 인정하고 수용하는지를 배운다. 우리는 다양하고 미묘한 모든 것 그리고 풍요롭고 복잡한 모든 것을 느낄 수 있다.

7. 아직 알지 못하는 것에 대한 지혜

이미 그 감각느낌에 관해 모두 안다고 생각하지 말고 내면의 경험에 기꺼이 다가가도록 해라. 이것이 알지 못하는 것에 대한 자세이다. 어떤 사람이 말할 것을 이미 안다고 생각한다면 왜 들으려고 하는가? 예를 들면,

"왜 두려운지 이제 알지?"라는 방식으로 감각느낌을 처리할 때, 그 감각느낌이 정말로 무엇인지 발견할 기회를 막아버린다.

"그러나 이미 아는 것이면 어쩌지?"라고 물어야 할 것이다. 이 말은 다음과 같다. 당신이 주의를 기울이기를 원하는 감각느낌이 여전히 있는 한, 아직 모르는 감각느낌에 관한 어떤 것이 있다. 갑갑하고, 두렵고, 답답하고, 꼼짝달싹 못하는 것을 체험하면 몸이 알고 있고 말하려고 하는 어떤 것이 여전히 있다.

그러므로 이미 아는 것보다 모르는 것을 더 알려고 하고 더 관심을 두고 마음을 열도록 해라. 무엇에 관한 포커싱을 하고 있는 지에 관해 이미 알고 있다는 것을 인정하기만 하고 그다음 그것을 무시해라. 무엇에 관한 포커싱을 하고 있는지 알고 있는 것이 잘못되었기 때문이다. 비록 잘못이 아니더라도 무엇에 관한 포커싱을 하고 있는 당신이 새로운 어떤 것을 느끼고 있고 자신과 자신의 삶에 관해 아직 모를 수도 있기 때문이다.

현대 문화는 분명한 것을 중요시한다. 우리는 분명하게 어떤 것을 생각할 수 없고 말할 수 없다면 분명하지 않은 것은 중요하지 않다고 배운다. 학교에서 공부 잘하는 아이는 손을 재빨리 들고 가장 빨리 대답하는 아이다. 처음에 모호하여 파악하는데 시간이 걸려 알게 되는 것이 가치가 있다고 거의 인정하지 않는다.

명확성에 관한 선입견은 정확하지 않아서 알려지지 않은 어떤 것에 직면할 때 불편하게 느낄 수 있도록 한다. "다른 사람에게 이것을 설명할 수 있을까? 그것을 어떻게 정당화할 수 있을까? 그것이 뭐가 좋지?" 감각느낌을 존중하고 듣는 것을 배우기 전에 당신은 이러한 방식을 염두에 두지 않았을 것이다.

대신 감각느낌을 즐겨라! 감각느낌이 처음에 생길 때, 그것을 어떻게 부를지, 그것이 무엇인지 모를 수 있다. 감각느낌을 좋아하도록 해라. 보물을 찾는 사람이 아직 그 누구도 열지 않은 보물 상자를 발견하고서 흥분하듯이, 알지 못하는 것을 기뻐하게 되고 아직 알지 못한 부분을 간절히 찾는 것을 배우게 될 것이다.

몸 부위에서 느끼는 흐릿하고 모호하고 묘사하기 어려운 어떤 것 안에 숨어있는 지혜가 있을 수 없는 것처럼 보인다. 그러나 거기에 지혜가 있다. 그것이 정확하게 지혜가 있는 곳이다. 이미 분명하고, 알려지고, 오래된 정보가 아니라 당신 안에서 일어나는 것에서 그것을 아는 것이 바로 지금 깨닫게 되는 것이다. 포커싱을 배우면서 느리고, 미묘하고 모호한 것을 가치 있게 여기고 소중하게 여기는 방법을 배우게 된다.

8. 감각느낌을 따르기

당신은 미로 가운데에서 당신을 이끌고 있는 감각느낌을 믿을 수 있다. 감각느낌은 당신이 어디로 가야 할 지 알고 있다. 당신이 해야 할 모든 것은 감각느낌을 따르는 것이고 감각느낌은 당신을 핵심으로 바르게 이끌 것이다. 감각느낌은 그곳에 가길 원하고 당신도 또한 그곳에 가기를 원하고 있다. 감각느낌만이 그 길을 알아서 당신을 그곳으로 데려갈 수 있다. 당신의 길을 발견하기 위해 당신은 감각느낌을 믿어야 한다. 당신이 가고 있는 방향을 통제하지 말아야 한다. 분석하거나 왜라고 묻거나 판단하지 말아야 한다.

도움이 될 수 있는 과정에서 당신은 많은 것을 할 수 있지만 그 결과는 당신이 어떻게 할 수 없다. 당신은 감각느낌이 준비하지 않고 기꺼이 하려 하지 않는 어떤 것을 하도록 할 수 없다. 당신은 감각느낌이 당신에게 어떤 것을 말하도록 할 수 없다. 당신은 숲 속에 부끄러워하는 동물이 억지로 당신과 친구가 되게 하지 못하는 것처럼 당신은 감각느낌이 변화하게 하도록 할 수 없다. 당신은 기대하지 않으면서 단지 시도하고 정중하게 가능성을 제시하고 난 후에 무엇이 일어나는지 보아라. 강제로 감각느낌에게 강요하려고 하는 것은 무모한 일일 뿐이다. 그러나 감각느낌을 믿고 따르면 미로 가운데에 당신이 찾고자 하는 보물이 있다는 것을 알게 될 것이다.

9. 모든 포커싱 회기의 유일성

포커싱은 자연스러운 인간내면의 과정이라는 것을 기억해야 하며, 그 과정은 항상 우리가 언어로 표현할 수 있는 것 이상이다. 포커싱을 하는데 당신이 생각할 수 있는 한 가지가 있다면, 무슨 일이 일어날지 예상할 수 없다는 것이다. 매번 당신이 포커싱할 때, 특히 처음에 앉아 포커싱을 시작할 때, 당신은 지난번에 일어났던 것이 아마도 오늘은 일어나지 않을 것이라고 자신에게 기억시켜야 한다. 그것이 비슷하게 일어날 수도 있고 아주 다르게 일어날 수도 있다. 그것이 물 위를 스치고 지나가는 것처럼 느낄 수 있고, 바다 속 깊은 곳으로 들어가는 것처럼 느낄 수 있다. 당신의 삶에 관해 상세한 것들이 많이 있을 수 있다. 평화롭고 고요할 수도 있고 눈물을 많이 흘릴 수도 있다. 그러나 감각느낌은 당신이 감당할 수 있는 것만을 당신에게 주기 때문에 당신은 편안하고 따뜻한 해변에 있는 것처럼 자연스럽게 쉴 수 있는 장소를 발견할 것이다.

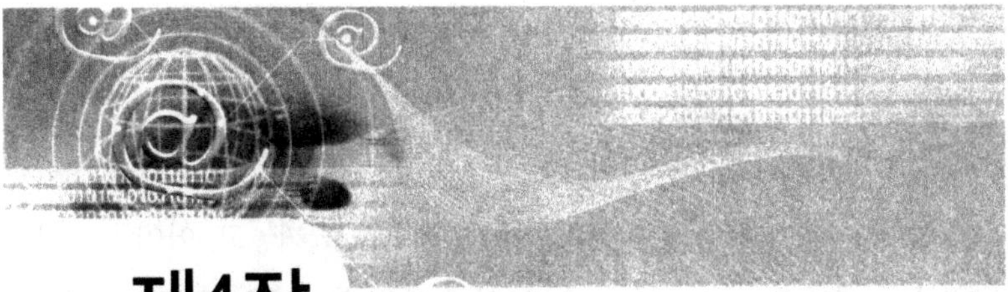

제4장
포커싱을 시작하기

이제 당신은 포커싱을 시작할 준비가 되었다. 이 장에서 그리고 다음 장에서 포커싱의 각 단계가 어떻게 진행되는지 설명할 것이다. 각 단계에는 가장 일반적인 질문과 어려움을 도울 수 있는 '조언'이 있다. 대부분 단계는 '내 몸 부위에서 느끼고 있어요.'와 같이 당신 자신에게 말할 수 있는 구절로 나타낸다. 당신이 포커싱을 하는 동안 이러한 구절들을 함께 모아 그것들을 대충 훑어보고 그 과정을 거치는 동안 안내할 수 있다. 그러나 모든 포커싱 회기는 유일하며, 때때로 당신은 단계들을 건너뛰거나 새로운 단계를 첨가하고 있는 자신을 발견할 것이다. 왜냐하면 그것은 당신의 감각느낌이 지금 바로 느끼는 것이기 때문이다. 당신이 앞 장에서 배운 안전하고 신뢰하는 내적 분위기를 형성하면 당신은 잘못 가지는 않을 것이다.

일단 방법을 알면 당신이 산책하고, 설거지하거나, 심지어 운전하는 동안에도 두 눈을 뜨고 당신 말에 집중할 수 있다. 그러나 처음에는 조용한 장소에서 편안하게 앉아 있는 동안 포커싱을 해야 한다.

1. 준비하기

당신이 처음에 포커싱을 연습할 때, 어떠한 방해도 받지 않는 시간과 장소를 찾는 것이 제일 좋다. 문을 닫고, 전화기를 꺼놓고, 아이들을 맡아 달라 부탁해야 한다. 당신은 자신을 위해 조용한 시간을 마련하는 일이면 무엇이든지 해야 한다. 30분을 비워두는 것이 이상적이지만, 당신이 마련할 수 있는 모든 시간이 그날에 10분이라도 가치가 있다.

앉는 것이 더 좋고 눕지는 말아야 한다. 왜냐하면 잠들 수 있기 때문이다. 그러나 육체적 조건이 눕는 것이 편안하다면 그렇게 해도 좋다.

조언

- 적당히 따뜻하게 해야 한다. 앉아 있는 잠깐 동안 당신은 춥게 느낄 수 있기 때문에 포커싱을 시작하기 전에 가까이 여벌옷이나 담요를 두어야 한다.
- 움직이지 않은 채 앉아 있거나 어떤 특이한 자세로 앉지 말아야 한다. 포커싱은 명상과 같은 것이 아니다.
- 포커싱 한 것을 일지로 기록하고 싶을 수 있다. 원한다면 포커싱 회기에서 일어난 것을 기록할 수 있는 노트 한 권 준비하면 된다.

2. 문제나 주제 선택

"오늘은 어떠하지?"

포커싱을 시작할 때 당신이 의식적으로 선별하거나 기다리는 어떤 것을 다루고자 하는 문제나 주제(issue)를 그 포커싱 회기 때 선택할 수 있다. 아니면 지금 당신이 주의를 기울이고 싶은 것을 선택할 수 있다. 마음을 진정시키고, 몇 번 깊게 숨을 쉬고, 오늘 포커싱 회기에 당신이 함께 시간을 보내고 싶은 특별한 어떤 것이 있는지 가볍게 생각해야 한다. 선택 가능한 것이 일어나는지를 단지 기다리고 보는 것이다.

조언

- 다루고자 선택한 문제의 종류들은 당신이 결정해야 하는 것일 수 있고, 원하지 않는 습관일 수 있고, 어떤 사람이나 어떤 일(대상, 사건)에 대해 반응하는 것일 수 있고, 육체적 증상일 수 있고, 당신의 인생에서 더욱 원하는 어떤 것일 수 있다.
- 당신은 포커싱 회기에서 더 일찍 일어났던 어떤 것으로 돌아가는 것을 또한 선택할 수 있다.
- 때때로 포커싱을 하기 위해 아주 조용한 시간이 마련되었을 때 우리는 여전히 쫓고 있는 일들이 있다는 것을 발견한다. 또는 우리가 해야 할 중요한 집안일을 기억한다. 당신은 마음에 일어나고 있는 어떠한 것을 기록하기 위해 가까이 펜과 종이를 준비할 수 있다. 그리고 당신은 지금 그러한 생각들을 없애고 당분간 그대로 진행할 수 있을 것이다.

3. 내 몸 부위에서 느끼기

"내 몸 부위에서 느끼고 있어."

당신이 아주 편안하게 해야 할 것들이 무엇이 있는지 자세히 살펴야 한다. 당신은 특히 허리 주변에 헐렁한 옷이 필요할 수 있고 신발을 벗고 싶을지도 모른다. 깊고 편안하게 숨을 쉬어야 한다. 보통 두 눈을 감거나 특별하게 어떤 것을 바라보지 않고 아래를 응시할 수 있다. 의자나 바닥에 접촉하고 있는 당신 몸의 부분들을 자세히 살피고, 의자에 앉아 있는 느낌을 자세히 탐색해야 한다. 발의 느낌은 어떻게 느끼는지, 두 손의 느낌은 어떻게 느끼는지, 양어깨의 느낌은 어떻게 느끼는지를 자세히 살펴야 한다. 세상의 공간 안에 있고 무게, 크기, 물질이 있는 육체적 존재로서 자신을 깨닫기 위해 시간을 가져야 한다.

당신의 주의가 몸 부위에 있도록 느낀 후에, 그 주의를 목 · 가슴 · 배 · 복부가 있는 부분인 몸의 중심 부위로 가져가야 한다. 당신이 목이 아픈지를 점검하고, 같은 방식으로 목 주변에서 느끼도록 시간을 가져야 한다. 당신은 목에서 아무런 느낌을 느낄 수 없거나 조이는 듯한 느낌을 느낄 수도 있다. 또한 목이 메어 눈물이 나올 것 같은 느낌을 느낄 수 있고 또는 그 밖에 어떤 것을 느낄 수 있다.

그다음 당신의 주의를 가슴 주변으로 이동해야 한다. 갑갑하고, 무겁고, 조이고, 팽창하고, 텅 비어있고, 또는 평화로운 것 같은 느낌을 느끼도록 해야 한다. 그다음 당신의 주의를 배나 목 주변으로 이동해야 한다. 답답하고, 울렁거리고, 신경에 거슬리고, 공허하고 또는 그 밖의 어떤 것이 그 부위에서 느끼는지를 자세히 살펴야 한다. 당신이 그 순간에 아무것도 느낄 수 없다 해도 상관이 없다. 이 시점에서 당신의 몸은 무대에서 커튼이 올라가기를 기다리고 있는 빈 무대와 같다. 앞으로 우리는 그 연극이 시작하도록 초대할 것이다.

조언

- 당신의 주의를 몸으로 이동하기 어렵다면 이 단계를 더 길게 가져야 한다. 양팔과 다리를 바라보지 않고 그것들이 어딘가에 있다고 느낄 수 있는 것을 자세히 살피는 것이 도움될 수 있다. 이것은 몸의 "고유수용"(proprioceptive) 감각이라고 부르며 우리가 종종 당연하다고 생각하는 강력한 감각이다. 두 눈을 감고 양팔을 들어 올려보자. 당신의 양팔만 아니라 손가락들, 손, 손목이 어디에 있다고 말할 수 있다는 것을 알아야 한다. 당신은 이러한 방식으로 몸의 여러 부분을 느끼도록 실험할 수 있다.
- 당신의 주의를 몸 한가운데로 이동하는 또 다른 방식이 있는데 발을 이용하여 다음과 같이 해 보자. 발가락 하나를 꿈틀거리고 발가락이 어떻게 느꼈는지 느껴 보아야 한다. 그다음 당신의 주의를 무릎 부위로 이동하고 그것이 어떻게 느끼는가? 그리고 허벅지와 허리 주변으로 올라와서 그것이 어떠한가? 그리고 이제 배나 복부 주변으로 올라오도록 해야 한다. 당신의 주의는 단지 그곳에 있도록 해야 한다. 아무것도 일어나지 않는 것처럼 보이더라도 걱정하지 말아야 한다. 이것이 당신에게 아주 이상하거나 익숙하지 않다면 연습해야 할 것이다.
- 명상하거나 몸을 이완시키는 데 익숙해 있다면 당신은 너무 이완되지 않도록 조심해야 할 것이다. 당신은 몸의 감각을 인식할 수 있어야 한다. 당신이 잠들기 시작하거나 너무 이완되어서 몸을 인식하지 못한다면, 무엇이든지 해야 한다. 잠깐 두 눈을 뜨고 두 손을 비비고, 스트레칭을 하고 약간 움직여야 한다. 그다음 당신 인식을 다시 몸으로 가져가야 한다.

4. 감각느낌에 질문하기

"무엇이 지금 내 주의를 원하지? 그 문제에 관해 나는 어떠한가?"

당신의 주의가 몸의 한가운데(목 · 가슴 · 배 · 복부)에 조용히 머물도록 해야 한다. 당신이 내적 자기에게 환영하는 초대장을 보내고 있는 것을 상상하자. 몸의 한가운데에서 "무엇이 지금 내 주의를 원하지?" 또는 "그 문제에 관해 나는 어떠한가?"라고 자신에게 말해야 한다.

당신이 특별히 살펴볼 문제가 없다면 첫 번째 질문은 일반적인 초대이다. "내가 여기에 있어. 오늘은 어떻다고 말하고 싶어?"라고 친구에게 말하는 것처럼 한다. 두 번째 질문은 당신이 선별해서 살펴볼 특별한 문제에 관한 감각느낌을 형성하기 위해 몸에 관심을 두는 것이다.

이제 당신이 몸에서 어떻게 느끼고 있는지를 알아차리기 위해 시간을 가져야 한다. 당신은 느낌 또는 감정이나 전반적인 분위기로 주변 상황을 알아차릴 수 있다. 다른 날에는 다르게 느낄 수 있지만 오늘 당신이 그것을 어떻게 느끼고 있는지를 알아차리려 하고 있다. 당신이 알고자 하는 것에 관해 너무 특별할 필요는 없다. 당신은 '무엇인가'를 느끼는 뭔가에 관심을 두어야 한다.

당신이 몸에 주의를 집중할 때 그곳에 이미 어떤 것이 있을 수 있거나, 당신의 초대에 반응이 일어나면서 형성되기 시작하는 어떤 것을 느낄 수 있다. 그것이 형성되도록 시간을 주어야 한다.

당신이 어떤 것을 깨닫기 시작할 때 그리고 그것이 몸에 어딘가에서 느끼기 시작하면, 이 '뭔가'가 무엇인지를 깨닫기 위해 시간을 가져야 한다. 당신이 아는 것이 불명확하고, 작고, 미묘하고 어렴풋하거나, 아주 강력하고 명확할 수 있다. 무엇인가를 느껴야 한다. 슬프거나 무서움 같은 감정, 답답하거나 불안해하는 것과 같은 느낌, 매듭이나 바위와 같은 이미지 등 어쨌든 뭔가를 느껴야 한다.

당신이 느끼고 있는 것이 감각느낌인지에 관해서는 걱정하지 말아야 한다. 단지 계속해서 느껴야 한다. 그 느낌이 몸에서 어떻게 느끼는가? 당신은 감각느낌이 몸에서 어떻게 느끼는지에 관해 다음과 같이 어떤 말로 표현하기 시작할 수 있다. "가슴 주변에 슬픈 느낌이 있어요." "배 주변에 갑갑함과 같은 뭔가가 있어요." "(손끝으로 특정한 자기 몸의 부위를 가리키며) 여기에서 불안해하는 뭔가가 있어요." "공허함이 있어요." "내가 내린 결정이 우습게 느껴지는 것 같아요." 이러한 목록은 끝이 없을 것이다. 그러나 각각의 감각느낌은 유일하고 독특하다.

조언

- 성공적으로 감각느낌을 발견하는데 가장 큰 장애는 당신이 그것을 옳게 하고 있는지, 또는 당신에게 정말로 감각느낌이 있는지를 의심하는 것이다. 사실 당신이 "감각느낌"이라고 들었던 단어를 잊어버리는 것이 이 단계에서는 좋은 생각일 수 있다. 당신이 체험하는 데 너무 개념에 연연할 필요는 없다. 어떤 것을 찾고 있는 것처럼 단지 자신을 생각해야 한다. 어떤 것이 무엇인가일 수 있다.
- 심지어 아무것도 아닌 것이 무엇이 될 수 있고, 다음과 같은 특성이 있을 수 있다. "회색빛이나 아무것도 아니에요." "넓지만, 아무것도 아니에요." "피곤한데 아무것도 아니에요."
- 당신은 특별한 문제를 다루려고 해도, 당신의 몸이 다른 계획이 있을 수 있다. 두 가지 일이 생길 수 있다. 당신은 자신의 몸이 당신이 다

루기를 원하는 그 문제와 함께 있도록 하는지를 볼 수 있다. 또는 당신이 오늘 하루 동안은 그 문제를 내버려 두고 관심이 있는 것을 다룰 수 있다. 어느 것이나 괜찮다.

- 감각느낌이 몸의 '어떤' 부위에도 형성될 수 있지만 일반적으로 몸의 한가운데 부위(목 · 가슴 · 배 · 복부)에서 더 명확하고 쉽게 형성된다. 감각느낌은 몸의 한가운데에서 느끼기 시작해야 한다. 그러나 당신의 주의가 몸의 다른 주변에서 어떤 것에 끌리게 된다 해도 괜찮다. 심지어 육체적 증상이 감각느낌일 수 있다. 이 책의 7장에서 알게 될 것이다.
- 당신이 감정들을 느끼고 표현하는 것에 익숙하다면, 여기서 약간 천천히 하도록 해야 한다. 당신이 포커싱을 하는 동안 느낌을 분명히 포함하고 있다 하더라도 느낌으로 들어가는 것과는 같지 않다. 당신이 슬프다면 당신의 몸 어디에서 슬픔이 있는지를 느껴야 한다. 이것은 약간 시간이 걸린다.

5. 감각느낌에 인사하기

"여기에 있는 것에 인사해요."

당신이 처음에 어떤 것을 알게 될 때 "안녕, 네가 거기에 있는 것을 알아."라고 그 느낌에게 말해야 한다. 그다음 그 느낌이 당신의 인사에 어떻게 반응을 하는지 알도록 시간을 가져야 한다. 그것이 약간은 쉬울 수 있거나, 나뭇가지에 새가 앉는 것처럼 자리 잡을 수 있거나, 대화하기에 편안한 어떤 사람처럼 느껴질 수 있거나, 또는 그것이 한 초점으로 모이는 것처럼 더 명확하고 강한 것일 수 있다.

당신이 안녕이라고 말할 때 그것을 단지 있는 그대로 인정하는 것이다. 이것은 당신이 느끼는 내면 부분과의 만남을 경험하는 과정에서 중요한 순간이다. 당신은 순간에 당신을 위한 진실한 삶의 순간을 만나게 되는 것이다. 그리고 당신이 발견하게 된 것이 마음에 들지 않더라도 그것은 항상 좋게 느껴진다.

조언

- 가장 중요한 것은 서두르지 않는 것이다. 감각느낌에 인사하는 시간을 가져야 한다. 당신의 몸이 어떻게 느끼는지를 알아차리게 시간을 가져야 한다.
- 안녕이라고 말하는 것이 당신이 해야 하는 첫 번째 일은 아니다. 당신은 새로운 느낌이나 당신이 느끼는 몸의 부분을 알게 되는데 그것에 매번 안녕이라고 인사해야 한다.
- 감각느낌에 글자 그대로 직접 안녕이라고 말해야 한다. 이 때 크게 소리치지 말아야 한다. 안녕이라는 인사가 감각느낌에게 잘 전달되기 위해서는 적절하고 부드러운 목소리로 말해야 한다.

6. 감각느낌 묘사하기

"감각느낌을 묘사하기 위한 가장 좋은 방법을 알고 있어요."

당신이 감각느낌에게 "안녕"이라는 말을 한 후 그다음 단계는 감각느낌을 묘사하는 것이다. 그 느낌이 당신의 몸에서 지금 바로 어떻게 느끼는지를 자신에게 간단하게 말해야 한다. 이것은 당신이 다른 사람에게 감각느낌이 지금 바로 몸에서 어떻게 느껴지는지를 말할 수 있는 것과 같은 방식이다. 당신은 한 단어, 한 구절, 한 이미지를 늘 사용할 것이다. 그것은 소리이거나 몸짓일 수도 있다. 그것은 그 감각이 지금 바로 어떻게 느끼는지를 묘사하는 가장 근접한 것일 수 있다.

한 단어, 구절, 이미지는 당신이 어떤 것을 알게 된 것을 묘사하기 시작할 때 이미 가지고 있을 수 있다. 다음과 같은 예가 있다.

"가슴 부위에 슬픔이 있어요."
"배 주변에 답답한 어떤 것이 있어요."
"(손을 가리키며) 여기에 불안한 것이 있어요."
"아무것도 없어서 텅 빈 것 같아요."
"내가 내린 결정에 대해 우스꽝스러운 느낌이 있어요."

이와 같은 묘사를 한 후에 당신은 더욱 명확하게 자신의 그 부분을 알게 되는 것을 느끼기 시작한다. 이것은 그 감각느낌의 이름을 알게 되는 것과 같다.

묘사하는 이 과정은 마술적이거나 이상한 어떤 것이 아니다. 묘사한 것은 우리에게 모두 익숙한 어떤 것이다. 짧은 기간에 새로운 맛을 요리해서 당신에게 맛보게 한다면, 당신은 입안에 그 음식을 넣고 잠깐 그것을 씹을 것이다. 그다음 "그 맛이 어떠한지 묘사해 주시겠어요?"라고 묻는다면, 입안에서 그 음식을 씹으면서, "음, 글쎄요. 계피 맛은 정확하게 아닌 것 같고……. 민트 맛도 아닌 것 같고……. 알아요, 그 맛은…….”

묘사하는 것은 당신이 미로 한가운데에서 길을 찾도록 도움을 준다. 당신이 발견하기 위해 계속해서 느끼게 되면 당신이 그 핵심을 찌르도록 해준다. 당신이 단어, 구절, 이미지를 알게 될 때에 어떤 것이 섞이거나, 움직이거나, 약간 방해되는 느낌이 있다면 당신은 바른 길을 가고 있다.

묘사하는 것이 완벽하게 이 감각느낌과 맞는지를 알기 위해 계속해서 느껴보도록 해야 한다. “아니야, 그것에 가깝지만, 그것은 정확하게 그것이 아니야. 그것을 좀 더 느껴볼까? 그래, 그것은 더욱 이와 같을 것 같아…….” 경험과 일치하는 묘사를 발견할 때 당신은 정확한 느낌을 느꼈다고 만족할 것이다. 몇 가지 일들이 다음에서 일어날 수 있다.

당신은 더욱 강하게 감각느낌을 느낄 수 있다. 이것은 당신이 미로 한가운데 쪽으로 움직이고 있다는 신호이다. 그 신호를 따라야 한다. 당신은 좀 더 가까이 접근하는 것이다.

당신은 안도감을 약하게 감지하는 것을 느낄 수 있다. 보통 이것은 당신이 이전에 알지 못한 어떤 것을 깨달았다는 것을 의미한다. 깨달은 것을 수용하기 위해 약간의 시간을 가지도록 해야 한다. 그 깨달음은 보통 전반적인 문제에 대한 약간의 깨달음과 함께 온다.

묘사한 것을 발견하면 당신을 그 미로의 한가운데로 바르게 안내해 줄 수 있다. 당신은 해방됨과 안도감을 분명하게 감지하는 것을 체험할 것이다. 그리고 몸의 느낌이 편안할 때에 당신은 따뜻함이나 평화로움이 퍼지는 것을 느낄 수 있다. 당신은 전반적인 일에 관해 전반적으로 새로운 깨달음을 얻을 수 있다. “후유! 그래서 그랬구나! 이제 그것을 알겠어.” 이제 새로운 단계가 나타날 수 있다. 모든 일이 해결되고 완성되는 것을 느낄 수 있다. 당신은 여기에서 끝내고 싶을 수 있다. 그래서 다음 장에서 "곧 멈추는 것이 괜찮은지를 점검하고 있어요."라고 말하는 부분으로 건너뛰어야 한다. 그리고 즐겨 보자.

조언

- 당신은 감각느낌에 대해 억지로 묘사할 수 없다. 당신이 만족하는 단어, 구절, 이미지, 몸짓을 알지 못해도 당신이 몸에서 어떤 것을 느끼고 있는 만큼 느끼는 바로 그 순간이 가장 큰 혜택이다. 그래서 묘사하기 위해 애쓰고 무리하지 않아야 한다. 감각느낌에 관해 자연스럽게 궁금해 하는 것이 억지로 하는 것보다 더욱 도움이 된다는 것을 자신에게 상기시켜야 한다. 궁금해 하는 것을 이해하는 것보다 감각느낌을 사랑하는 것이 더 중요하다. 이해하는 것은 때가 되면 찾아올 것이다.
- 가장 중요한 일은 몸에서 감각느낌이 어떻게 느끼는지를 함께 느끼면서 머무는 것이다. 감각느낌이 너무 쉬우면 올바른 단어를 찾지 못하고 당신의 몸이 어떻게 느끼는지 집중하지 못한다. 매번 당신이 몸의 느낌에 주의를 기울이고 탐색할 때 당신이 내면에서 느끼고 있는 것이 어떻게 달라지는가를 깨닫게 된다. 이때 당신의 주의는 몸의 내면 부분에만 집중해야 한다. 친근하게 느껴지거나 어떤 반응을 일으킨 마지막 표현을 당신은 되풀이하기를 원할 수 있다.
- 이 단계에서 묘사한 것을 포커싱 일지에 기록하는 것은 도움이 될 수 있다. 그다음 당신이 어디서부터 시작해야 하는지를 잃어버린다면, 당신이 어디에 있었는지 알기 위해 돌아가는 방법으로써 그 일지를 보고 자신에 대해 묘사한 것을 되풀이할 수 있다.

7. 몸으로 돌아가서 재점검하기

"몸으로 돌아가서 재점검하고 있어요."

포커싱 회기 전체를 통해 당신이 다시 점검해야 하는 어떤 것이 있다. 몸을 다시 점검하는 것이 포커싱 과정에 어떤 단계보다 더 중요하다. 당신이 원하는 것을 찾고 있는 시점에 있을 때 먼저 자신의 몸을 점검해야 한다. 그러나 그다음에 계속해서 포커싱을 해야 한다.

감각느낌에서 오는 어떤 단어, 구절, 이미지 또는 생각을 확인하기 위해 감각느낌으로 돌아가야 한다. 이것은 포커싱 과정에서 매우 효과적이고 중요한 부분이다. 몸을 다시 점검하는 것은 아주 깊고 핵심적인 방식으로 포커싱 회기를 앞으로 나아가게 할 것이다. 여기에서 포커싱 회기가 어떻게 이루어지는지에 대해 다음과 같은 예가 있다. 당신은 몸에서 뭔가를 느끼고 있다. 그 느껴지는 뭔가가 목 부분이라고 하자. 처음에 당신은 그 느낌에 대해 어떤 이름도 발견할 수 없다. "뭔가"라는 것은 당신이 얻을 수 있는 것처럼 가까이에 있다. 당신은 뭔가라는 그 느낌과 함께 머물고, 잠시 후에 그 느낌을 "압박하는 것"이라고 부를 수 있는 것을 느끼기 시작한다.

이제 "압박하는 것"이라는 단어를 가지고, "압박하는 것인가? 압박하는 것이 맞나?"라고 말하고 목 부분에 있는 느낌으로 돌아간다.

세 가지 일이 생길 수 있는데 그것 중에 어떤 것이 포커싱 회기로 더 나아가게 할 것이다. 첫째, '당신이 맞다'라는 내면 느낌을 느낄 수 있다. "압박하는 것"이 맞아떨어지고, 그 느낌의 본질을 이해하고 있는 만족스러운 느낌이 있다. 당신은 이제 더욱 쉽게 그 느낌과 함께 머물고 다음 단계로 갈 수 있다. 우리는 다음 장에서 그것을 배울 것이다.

둘째, 당신은 표현한 단어가 부분적으로 맞는다고 느낄 수 있지만 어떤 것이 더 있다는 것을 더욱 더 느낄 수 있다. "그래, '압박하는 것'이 그 느낌에 대한 부분이지만 그 단어 또한 더욱 어떠한 것인지……. 뭘까? 음……. '무서운 것일까?'" 그다음 당신은 또한 그 느낌에 "무서운 것"이라는 단어를 제시하고 "압박하는 것과 무서운 것"이 맞는지를 점검해 본다.

셋째, 당신은 "압박하는 것"이 맞지 않다는 것을 느낄 수 있다. "맞지 않다"는 당신의 느낌을 맞는 쪽으로 더 가까이 이끌 수 있기 때문에 그것 또한 좋다. "압박하는 것은 아니야……. 그것은 더욱……. 음……. 그래! 압박감이야." 그리고 이제 당신은 그 느낌에 속박하는 것이라는 단어를 제시하고 그 단어가 맞다는 내면 느낌을 탐색한다.

그 회기 끝에 전체적인 문장이 완성되고, 그것이 맞는지를 점검하기 위해 몸에 그 문장을 다시 계속해서 제시하고, (1) 그래, 그것이 맞아. (2) 부분적으로, 그렇지만 어떤 것이 더 있어. (3) 맞지 않아. 무엇이 맞는 것일까? 이것은 포커싱 과정에서 효과적으로 도움이 될 것이다.

여기서 읽기를 멈추고 더 읽기 전에 이 부분에서 포커싱을 시도해야 한다. 당신이 자신에게 도움을 주는 책을 많이 읽은 독자와 같다면 그것들을 실제로 해보는 대신에, 연습서를 읽고 만일 당신이 그것들을 한다면 무슨 일이 일어날지를 생각한다. 이것도 좋지만, 나는 당신이 이 기술을 익히기를 바란다.이 기술을 익히려면 당신은 포커싱을 실제로 해야 한다. 지금까지 설명한 단계들을 당신 자신이 연습하기를 바란다. 여기에서 다시 그것들을 말한다.

- "오늘은 어떠하지?"
- "몸에서 느끼고 있어요."
- "무엇이 지금 내 주의를 원하지?" 또는 "나는 그 문제에 관해 어떠하지?"
- "여기에 있는 것에 안녕이라고 인사하고 있어요."
- "그것을 묘사하기에 가장 좋은 방법을 찾고 있어요."
- "몸과 함께 다시 점검하고 있어요."

제5장
포커싱을 통해 내면세계로 들어가기

지금까지 당신은 몸에 주의를 어떻게 집중하는지를 배웠고 당신과 함께 대화하기를 원하는 '뭔가'(something)를 발견하였으므로 포커싱의 그 나머지 부분을 설명하고자 한다. 지금까지는 어떤 사람에게 포커싱을 소개하고 감각느낌들의 이름을 발견하는 것과 같다. "안녕, 네가 답답함이니? 만나서 반가워."라고 그 감각느낌에게 인사를 건넨다. 이제 당신은 내면 부분과 함께 앉으면 당신의 내면이 당신에게 하고자 하는 이야기가 있다는 것을 알게 되고, 그것이 당신에게 말하고 싶어 하는 것을 들어야 한다.

1. 내면에 뭔가(something)와 함께 있기

"지금 바로 이것과 있는 것이 괜찮은가요?"

당신이 유익하고 도움이 되는 대화를 하기를 원한다면 제일 먼저 당신이 말하고 있는 그 사람과 정말로 함께 있어야 한다. 먼저 당신은 지금

이 순간에 이 느낌과 함께 있는 것이 괜찮은지 감각느낌에 물어보아야 한다. 당신은 눈으로 감각느낌들을 보고 안녕이라 말하고 그들의 이름을 맞게 붙여야 한다. 그러고 나서 당신은 그 느낌이 드는 그곳에 있도록 해야 한다.

당신은 서두르거나 몰아붙이지 말아야 하며 당신이 주의를 기울이도록 원하는 내면 부분에서 당신의 문제가 중요하다고 하지 말아야 한다. 당신은 단지 그곳에 있는 그 느낌과 함께 있어야 한다.

먼저 천천히 깊은 숨을 쉬어야 한다. 그런 다음 몸에서 그 느낌을 더 잘 느낄 수 있도록 그 느낌과 함께하면서 내면에 뭔가(something)와 시간을 보내는 과정이라는 것을 자신에게 깨우쳐 줄 필요가 있다.

2. 관심 있게 호기심을 가지고 그 느낌과 함께 앉아 있기

"관심 있는 호기심을 가지고 그것과 함께 앉아 있어요."

다음에 당신이 어떤 것과 앉아 있다고 상상해 보자. 몸은 내가 서두르지 않는다는 것을 알고 있기 때문에 앉아 있다는 비유를 좋아한다. 당신이 누군가와 이야기를 하면서 서 있다면 당신은 얼마나 인내할 수 있는가? 서서 이야기하는 것은 잠깐 동안 이야기를 하겠다는 것이고 곧바로 더 중요한 어떤 일에 몰두해야 한다는 것이다. 그러나 앉아 있다면 시간을 두고 이야기하기에 좋다는 메시지를 주고 있는 것이다.

"함께 앉아 있다"는 비유의 중요한 다른 의미는 느낌 안에 있지 않고 그 느낌과 함께 있다는 것이다(3장에서 '느낌과 관계 맺기'라는 부분을 참조하길 바란다). 포커싱은 가능한 한 강하게 느껴지는 느낌에 관한 것이 아니다. 포커싱은 당신이 느낌의 동반자로 있을 때 그 메시지를 줄 수 있다. 포커싱은 당신이 감정이나 느낌 "안에" 있다기보다 "옆에" 있다는 위치에서 가장 잘 될 수 있다.

다음에 존중하는 마음으로 호기심과 관심을 좀 더 가져야 한다. 기대하지 말고 단순히 그곳에 느낌이 더 있는지를 생각해야 한다. 때때로 이 단계에서 다음과 같이 말한다.

"당신이 친구와 앉아 있는 것처럼 단지 그 장소에 앉아있어라. 당신이 아직 말로 표현하지 못하는 어떤 것을 점차 느끼기 시작할 수 있다."

이 단계에서 오는 느낌은 매우 작을 수 있고, 완벽한 대답을 할 수 없기 때문에 조금 더 기다리고 있어야 한다. "압박을 가하는" 느낌으로 시작했다면 잠깐 동안 그것이 "압박을 가하고 분개한" 느낌이 들 수 있다. 무엇에 관한 분개인지 아직 모르는 것을 걱정하지 말아야 한다. 모르는 것은 아는 것보다 항상 더 크게 마련이다. 아는 것에 집중해야 한다. "아, 분개한 것, 좋아, 그래, 압박을 가하고 분개하는 것이야." 그것을 더 느껴보자. "잠시 동안……. 그리고 지금 느끼고 있는 그곳에 느낌이 더 있을까?"

이것은 관심이고 호기심 있는 태도이다. 나는 "호기심"이라는 단어를 사랑한다. 왜냐하면 "판단하게 하는 호기심"은 상상하기 매우 어렵기 때문이다. 호기심은 개방성일 수 있고 세상을 탐색하는 어린아이의 궁금증일 수도 있다. "아, 이건 뭐야?"

조언

• 감각느낌은 강제로 해야 하는 것에 매우 민감할 수 있다. 숲 속에 부

끄러워하는 동물을 기억해야 한다. 당신이 감각느낌과 함께 앉아 있을 때 감각느낌이 없어지는 경향이 있다면 이것은 당신의 어떤 부분이 감각느낌이 있는 그대로 있도록 준비되어 있지 않았다는 표현일 수 있다. 당신은 그 부분에게 안녕이라고 말할 수 있다.

• 우리는 어떤 것이 무엇인지 또는 그것이 무엇과 같다고 추측하는 경우가 많이 있다. 왜냐하면 우리는 그것을 한 순간에 묘사하기 때문이다. 예를 들면 두려움이 실제로 흥분으로 바뀌었을 때 배 부분에 있는 느낌을 "두려움"이라고 계속해서 부를 수 있다. 그 느낌을 통해 계속해서 감지하는 것이 중요하다. 지금 오는 것이 감각느낌에 잘 맞는 것처럼 느낀다면 그것을 알게 되는 순간에 "이것이 맞나?"라고 감각느낌을 묘사한 것이 맞는지 확인하기 위해 감각느낌에 묻고, 그 다음 맞지 않다면 맞는 묘사를 찾기 위해 좀 더 느끼는 것이다.

• "안녕"이라고 말했는가? 그 느낌과 일치하는 표현을 발견했는가? 일치하는 표현과 함께 얼마간의 시간을 보내는 것이 괜찮은지도 물었는가? 이 단계에서 어려움을 겪게 되는 가장 큰 이유는 이전 단계를 지나쳤기 때문이다.

• 내면에서 일어나는 것에 대해 의심하는 것을 느끼고 있을 때마다, 그것은 몸을 점검하는 시간이라는 신호를 주고 있는 것이다. 의심하는 느낌이 들지 않을 때도 그 느낌에서 새로운 어떤 것이 올 때마다 점검해야 한다. 점검하는 것은 몸에 머물도록 도와준다. 그것은 매우 중요할 수 있는 미묘한 차이나 변화를 알도록 도와준다. 점검한 것이 맞다고 하는 내면 느낌을 존중하고 활용하면서 당신이 변화하거나 실천하도록 한다. 이 과정은 몸과 감각느낌을 신뢰하는 내면 관계로 발달한다. 당신이 몸을 조심스럽게 점검할 때 당신이 듣고 있다는 것을 몸은

느낀다. 이때 당신은 그곳에 근거를 두고 그곳에서 당신 자신이 무엇인가 느끼고 있다는 것을 느낄 것이다.

3. 감각느낌의 관점에서 어떻게 느끼는지를 감지하기

"그것의 관점에서 어떻게 느끼는지를 감지하고 있어요."

지금까지 우리는 우리의 관점에서, 즉 외부에서 감각느낌에 접근했다. 이제 감각느낌의 관점에서 감각느낌을 어떻게 느끼는지를 알아야 한다. 당신의 관점과 분리된 감각느낌의 관심을 말하는 것이 이상하게 들릴 수 있겠지만 나는 이것이 오히려 더 가능하고 매우 도움이 되는 것이라고 당신에게 확신할 수 있다.

진이라는 학생을 생각해 보자. 진이의 목 부분에서 그 느낌이 어떻게 느껴지는지를 내가 물었을때, 그녀는 침울한 표정을 지으면서 "불편하게 느껴요."라고 말했다. "그 느낌이 누구의 관점인지 말할 수 있어요?" 물론 진이의 관점이다. 그다음 나는 진이에게 말했다. "좋아요. 당신은 그것이 불편하게 느껴져요. 그리고 당신은 그 느낌의 관점으로부터 그 느낌이 어떻게 느끼는지를 또한 느낄 수 있어요?" 그녀는 한순간 침묵했고, 그다음 "오, 그것이 무섭게 느껴져요."라고 말했다.

"그것이 불편하게 느껴져요."와 "그것이 무섭게 느껴져요." 사이의 차이점은 매우 중요한 차이점이다. 당신은 그 감각느낌이 당신에게 어떻게 느껴지는지를 느끼는 것으로부터 그 감각느낌이 그 자체로 어떻게 느끼는지를 아는 것까지, 그와 같은 내면의 감정이 변화할 수 있을 때 당신은 몸의 메시지를 듣고 감각느낌의 지혜를 얻는 과정에 있는 것이다.

당신의 친구가 말하는 것처럼 느끼지 못해도 당신은 그 친구가 어떻게 느끼고 있는지를 감지하는 방법을 안다. 그와 같은 방식으로 말하지 않아도 당신 내면에서 그것이 무엇인지 잘 감지할 수 있다. 당신은 그것의 분위기, 특성, 환경을 감지할 수 있다. 당신은 숨거나 반대로 싸울 준비가 되어있는 상황에서 느낌을 시각화할 수 있다. 당신에게 무엇이 오든지 간에 개방해야 한다.

조언

- 아무것도 일어나지 않으면, 뒤로 물러나서 천천히 포커싱을 하도록 해야 한다. 너무 많은 것을 기대하면서 너무 강하게 밀어붙이면 매우 어렵게 될 것이다. 몸에서 일어나는 내면 느낌과 신뢰 관계를 우선하여 형성되어진 태도를 유지할 수 있는지 보아라. 일어날 수 있는 것은 어떤 정보라도 특별하다. 그것과 함께하며 관심을 기울여야 한다.

4. 감각느낌에 질문하기

"묻고 있어요."

당신은 감각느낌과 시간을 좀 가진 후, 질문하는 동안 감각느낌을 옳게 느끼는지를 궁금해할지 모른다. 어떤 질문이 아주 도움이 될 때가 있다. 몸의 감각에 머무는 것이 좋은 방법이라는 것을 자신에게 깨닫게 할 수 있다. 어떤 질문은 감각느낌을 형성하게 한다. 그와 같은 질문은 당신의 주의를 이끌면서 느끼고 있는 그곳에 무엇이 더 있는지를 기대하게 한다. 질문들이 옳지 않다고 느껴질 때도 있다. 내면이 지금 이 순간에 어떤 질문도 원하지 않기 때문이다.

당신이 감각느낌에게 어떤 질문을 할 때 글자 그대로 감각이 대답하리라고 기대하지 말아야 한다. 느끼고 있는 그곳에 무엇이 더 있는지를 느끼기 위해 당신이 깨달을 수 있는 방법으로 질문을 해야 한다. 내가 포커싱을 처음 배웠을 때 질문하는 것이 하나의 문제였다. 나는 내면세계가 작은 입을 열고 나에게 계속해서 이야기를 들려주는 것으로 생각했다. 그 일이 일어나지 않을 때 나는 포커싱을 하는 사람으로서 희망이 없다는 것을 알았다. 성공적으로 포커싱 하는 사람들조차도 그러한 일이 일어나지 않는다는 것을 깨달았다. 작은 입은 그들 내면에서 말해지지 않았다. 대신, 포커싱 하는 사람들은 개방적으로 질문하는 태도를 유지할 때 느껴지는 반응으로 더욱 느끼고 있는 것 같았다. 질문하는 것이 핵심적인 것은 아니다. 핵심적인 것은 호의적인 관심으로 호기심을 존중하는 태도였다. 그래서 질문의 목적은 그 태도를 유지하도록 돕는 것이다.

여기에 가장 자주 사용하는 네 가지 질문이 있다. 당신과 당신의 포커싱 과정은 유일하지만 다른 어떤 질문이 더 도움이 될 수 있다는 가능성을 열어 놓아야 한다. 그러한 질문이 무엇인지를 느낄 수 있도록 몸에 물어야 한다.

"정서적인 특성이 있는지를 묻고 있어요."

당신이 어떠한 정서도 아직 느끼지 않았다면 이 시점에 감각느낌이 어떤 정서를 느끼는지 질문 해야 한다. 예들 들면 감각느낌이 "답답함"이라면 당신은 내면에서 물을지 모른다. "답답함의 정서적 특성은 무엇일까?" 당신은 가능한 대답을 몇 가지 시도할지 모른다. "그것이 무서운 답답함일까? 기쁜 답답함일까? 화가 난 답답함일까?" 당신이 제시한 가능성이 모두 틀렸다 해도 당신이 계속해서 그 가능성들을 몸에서 느낄 적에 정서 단어 중 어떤 것이 더 밀접한지 알게 해 줄 것이다.

일단 당신이 "답답해서 무서운 것" 또는 "화가 나서 답답한 것"을 느끼게 되면 감각느낌에 깊고 풍부함이 있다는 것을 알게 될 것이다. 당신이 단지 "답답함"이라고 느낄 때보다 훨씬 더 좋은 것을 배울 기회를 가진다.

"그렇게 하게 한 것이 무엇인지를 물어요?"

당신의 포커싱 과정이 다른 질문을 필요로 하면 그 질문에 정서 단어나 묘사를 적용해 보도록 해야 한다.

"그것이 그렇게 하게 한 것이 무엇인가?" 당신이 처음에 한 표현으로 대답하거나 이전 질문으로부터 표현한 정서 단어로 대답해야 한다.

예를 들면 그 묘사가 뛰어오르는 것이라면 당신도 감각느낌에 묻는다. "그렇게 뛰어오르려 하는 것이 무엇이지?", 또는 정서 단어가 "무서운" 것이라면 당신은 묻는다. "그렇게 무섭게 하는 것이 무엇이지?"

당신이 느끼고 있는 것이 "물론 누구도 이렇게 느낄 수 있어."라고 분명하게 말할 수 있다면, 무엇이 "가장" 그런 방식으로 느끼게 하는지를 물어보자. 예를 들면 "무엇이 가장 조마조마하게 하지?", "무엇이 가장 무섭게 하지?" 당신이 모르는 어떤 것을 들을 때까지 감각느낌이 주는 메시지를 정말로 듣지 못한다는 것을 기억해야 한다.

"감각느낌이 필요한 것이 무엇인지 물어요."

당신이 이러한 질문을 하면서 시간을 보낸 후 어떤 것이 여전히 끝나지 않은 것을 느낀다면 감각느낌에 다음과 같이 질문해 보자.

"나로부터(또는 세상으로부터) 어떤 것이 필요해?"
"다음 일이 일어나는데 필요한 것이 무엇이니?"

당신은 이와 같은 질문을 하지 않을 수 있다. 왜냐하면 당신이 감각느낌의 메시지를 듣기 전에 느낌을 가볍게 하려고 노력하기 때문이다.

이 처지에서 어떠한 것이 있기를 필요로 하는가? 감각느낌이 단순히 조용한 동반을 필요로 하는가? 그것이 사랑과 공감을 약간 필요로 하는가? 그것이 더 말할 용기를 필요로 하는가? 물어 보자. 그리고 기다려 보자.

"모든 것이 괜찮다고 어떻게 느낄 수 있는지 알기 위해 몸에 묻고 있어요."

당신이 이러한 질문을 모두 묻고 어떤 것이 더 필요하다고 여전히 느낀다면 매혹적일 수 있고 추가할 수 있는 질문의 형태가 있을 수 있다. 미래의 어느 날 그것이 무엇이든지 간에 모든 것이 괜찮다는 것이다. 다른 말로 말하면 그 상황이 만족스럽게 해결될 것이다. 당신의 논리적 생각은 어떻게 그 상황을 해결할 수 있는지 모르더라도 당신의 몸은 놀랍게도 그 상황이 어떻게 해결되어야 하는지를 이제 안다는 것이다. 그래서 당신의 몸에 물어야 한다. "모든 것이 괜찮다고 지금 바로 어떻게 느낄 수 있지?" 그리고 다시 기다려야 한다. 당신의 몸이 당신에게 알려 주도록 해야 한다. "나는 안심해도 된다는 것을 느낄 수 있다고 생각해." 또는 "그때는 아마도 편안해질 수 있어."와 같은 생각을 하지 말아야 한다. 지금 바로 그러한 방식으로 느끼기 시작해서 당신에게 가르쳐 주도록 당신의 몸에 물어야 한다.

이와 같은 질문은 새롭게 존재하는 방식과 새로운 행동 단계를 위해 받아들이도록 할 수 있다. 이러한 단계가 자연스럽게 일어날 때도 있지만 우리는 그러한 것이 형성되도록 초대할 수 있다. 이 단계에서는 자리에 와서 앉아 기다린 후 감각느낌으로부터 오는 것이 무엇인지를 아는 것이 중요하다. 감각느낌이 창조할 수 있는 것이 훨씬 더 좋고, 더 창조적이고, 더 풍성하다는 것을 약속할 수 있다. 당신은 이러지도 저러지도 못하는 것을 느낄 수 있지만 감각느낌은 그렇지 않다.

조언

- 감각느낌에게 안녕이라고 말하고, 그것을 묘사하고, 감각느낌과 함께 있는 것이 괜찮은 것을 알고 난 후에 감각느낌에게 질문하는 것을 기억해야 한다. 내면에 질문을 한 후 아무런 대답이 없는 가장 공통적인 이유는 그 질문이 너무 빨리 질문되었기 때문이다. 당신은 내면에서 어떤 것이 질문에 대답하려고 하기 전에 좋은 관계를 형성할 필요가 있다.
- 질문하는 것이 감각느낌에게 방해가 되는 것처럼 느낀다면 "서둘러라. 그리고 지금 당장 무엇인지를 나에게 말하라."는 것처럼, 인내심이 없는 태도로 묻는지를 점검해야 한다. 만일 그렇다면 인내심이 없는 당신의 그러한 부분에 "안녕"이라고 말할 필요가 있고, "그렇게 인내심 없게 하는 것이 무엇일까?"라고 물으면서 호기심어린 관심으로 그 부분과 함께 있어야 한다.
- 감각느낌과 당신의 마음을 더 잘 알 수 있도록 사용하는 질문이 많이 있다. 당신은 모든 일을 어느 정도 표현할 수 있는 이미지가 있는지를 물을 수 있다. 또는 당신은 지금 이 느낌을 일어나게 하는 것이 당

신 삶 안에서 무엇인지를 생각할지도 모른다. "끝이 어딜까? 내가 이것을 아는 것과 모르는 것 사이의 경계는 어딜까? 내가 거의 아는 것이 무엇일까?"라고 물을지도 모른다. 또는 "내가 무엇을 알기를 원하지?"라고 감각느낌에게 물을 수도 있다.

- "왜"라는 질문으로 시작하는 어떤 질문도 하지 말아야 한다. "왜"는 논리적 생각에 속해있고 논리적 생각은 심하게 비약하여 더 커진다. "왜"는 또한 "왜 그 책을 그런 식으로 붙잡고 있니?"라는 경우와 같이 비난이나 비판을 함축하고 있다. "왜"라는 질문을 정말로 하고 싶다면 "무엇"이라는 질문으로 바꾸어서 해야 한다. "왜 화가 나 있니?"가 "무엇이 그렇게 화나게 했어?"로 되고, "왜 상처받고 있어?"가 "무슨 일이 상처 입게 하니?"로 된다.
- 논리적 생각을 대체하는 다른 표현은 "내 생각에", "아마도", "틀림없이"라고 자신에게 말할 때이다. 이것은 대답이 감각느낌으로부터 오는 것이 아니라는 표시이다. 당신은 주의를 몸으로 다시 돌리고 다시 질문해야 한다. 논리적 대답을 하고 "이것이 맞을까?" 하고 몸에 물어야 한다. 당신은 옳다는 몸의 내면 느낌을 인정하는 것을 배울 것이다.
- 몸은 대답할 시간을 필요로 한다. 몸은 이성적인 생각이나 시각화하는 능력보다 느리다. 빨리 오는 대답은 몸으로 확인할 필요가 있다. 그 대답들이 맞는지 모르지만 몸이 우리에게 그 대답이 맞는다고 말하도록 할 필요가 있다.
- 어떤 질문도 필요 없을 때가 있다. 당신은 묻지 말아야 한다. 감각느낌이 필요한 것에 대해 민감해야 한다. 질문들이 호기심을 만족시키지 않아도, 감각느낌이 우리가 알아야 하는 것을 표현하도록 도울

것이다.

5. 곧 멈추는 것이 괜찮은지 점검하기

"곧 멈추는 것이 괜찮은지를 점검하고 있어요."

포커싱 회기를 끝내기 위해 우선 포커싱을 멈추는 것이 괜찮은 느낌인지를 감각느낌에 물어야 한다. "일 이 분 안에 멈추는 것이 괜찮은지 또는 내가 먼저 알도록 하는데 필요한 어떤 것이 더 있을까?" 그것을 물어보자. 이것은 그 문제가 해결되는지를 묻는 것과 같은 것이 아니다. 그 문제는 해결되지 않을 수 있고 논리적으로 생각한 것이 기대했던 방식으로 확실하게 해결되지 않을 수 있다. 그러나 여전히 포커싱을 멈추는 시간일 수 있다. "이것으로 이제 충분해."라는 느낌일 수 있다.

포커싱을 멈추기 전에 어떤 것이 내면에서 일어나고 있으며 무엇을 더 알아야 할 필요가 있는지를 묻는 것이 좋다. 감각느낌이 질문을 받을 때 매우 중요한 뭔가가 나타날 때도 있다. 사람들이 포커싱 회기에 가장 중요한 부분이라고 느끼는 시간이 있다.

포커싱을 하는 동안 매번 포커싱에서의 변화는 단계 안에서 일어난다. 때문에 당신이 나중에 일어나는 것이 더 있다고 말하거나 감각느낌이 당신에게 말할지라도, 이것으로 이제 충분하다고 당신의 몸이 느낄 수 있다.

종결은 무엇이 왔는지 검토하고, 그 포커싱 회기로부터 기억하고 싶은 것이 무엇인지를 묻기 위한 좋은 시간이다. 포커싱이 깊은 단계에서 일어나서 당신이 기억하려는 시간을 조금이라도 갖지 않는다면 당신의 새로운 깨달음이 의식에서 사라져버린다. 종결은 또한 일어날 수 있는 어떤 변화를 완벽하게 얻기 위한 좋은 시간이다. 심지어 작은 변화도 크게 환영받아야 한다. 그리고 감각느낌이 불편한 어떤 것으로부터, 따뜻하고, 포용심이 있고, 기쁘고, 열성적인 어떤 느낌으로 변한다면, 그 느낌이 있고 싶어 하는 만큼 그곳에 머물도록 시간을 가져야 한다. 그 느낌이 원하는 만큼 충분히 몸에서 느끼기 위해 그 느낌을 초대해야 한다. 포커싱 회기가 멈추기 때문에 그러한 느낌이 멈추어서는 안 된다. 당신은 당신과 함께 그 느낌을 느낄 수 있다.

조언

- 시간이 제한되어 있더라도 서서히 회기를 끝낼 수 있다. 회기를 시작할 때 얼마만큼의 시간이 있거나 언제 멈추어야 하는지를 몸이 알도록 해야 한다. "10분 남았어요." 또는 "일곱시까지 일할 준비를 해야 해." 몸은 놀랍게도 자기 시간(self-timing) 조절능력이 있고 적절한 시간에 멈출 것이다.
- 당신이 정말로 멈추어야 하는 시간 몇 분 전에 멈추기 시작하도록 해야 한다. 바바라 맥가빈은 (Barbara McGavin)은 경험 법칙을 제시하는데 그것은 포커싱 10분 하는 동안에 멈추려면 일반적으로 1~2분이 필요하다는 것이다. 그래서 10분 회기로 한다면 멈추기 위해 2분이 필요하고, 30분 회기에서는 멈추기 위해 5분이 필요하다.
- 포커싱 과정도 자연적 리듬, 즉 탐색과 휴식의 흐름을 가진다. 멈추기 위해 가능한 때는 보통 5~10분 시간이 적당하다. 그래서 이 정도 시간이면 편안하게 멈추는 순간이라고 할 수 있다.

• 여기서 제시한 단계는 제안일 뿐이다. 초기의 단계들은 나중의 단계가 잘 진행하도록 하기 위해 중요하다는 것을 제외하고서 당신이 단계를 모두 겪어야 하는 것은 아니다. 그 회기를 종결하는 것은 어떤 단계에서든지 좋다고 느낄 수 있다. 끝내는 것이 좋다고 할 때 몸이 당신에게 말해 주도록 해야 한다. 15분 후에 멈추는 것이 좋다고 느끼면 20분 동안 집중을 해서는 안 된다.

6. 다시 돌아올 거라고 말하기

"내가 돌아올 거라고 말하고 있어요."

나중에 몸으로 돌아와서 당신의 포커싱 과정을 계속해서 할 수 있을 것이다. 돌아올 것이라고 내면세계에 말하는 것이 가장 좋은 작별이다. 이것은 포커싱 과정에서 중요한 부분이므로 무엇인가 더 있다는 것을 당신이 이해하고 있음을 몸이 알도록 해야 한다.

조언

• 진행 중인 포커싱 과정이 완전히 끝나지 않으면 처음에 감각느낌은 당신이 끝내야 할지 어려울 수 있다. 그것은 마침내 당신의 주의를 필요하지만 당신이 돌아오지 않을 것이라고 두려워할 수 있다. 돌아올 것이라고 안심하게 해 둘 필요가 있고 물론 그다음 약속을 지켜야 한다. 시간이 흐르면서 당신은 신뢰할 수 있다는 것을 당신에게 보여줄 때에 감각느낌은 당신이 각 회기에 끝마치도록 하기가 쉽다는 것

을 알게 될 것이다.

• 당신은 "그 장소를 표시하고" 싶을 수 있다. 이것은 다시 당신의 장소를 쉽게 발견하기 위해 책 마크를 사용하는 것과 같다. 생생한 이미지 또는 확실한 문장이나 구절이 있을 수 있는데, 그러한 표시들은 도착했던 그 장소를 상기하도록 도와줄 것이다. 포커싱 일지에 이것을 그리거나 쓰고 싶을 수도 있다.

7. 몸의 과정에 감사하기

"몸과 나와 함께한 일부분에 감사하고 있어요."

이것은 당신을 일깨워 준 몸의 과정에 감사하고 고맙게 생각하기 위한 시간이다.

포커싱의 본질은 내면의 자기와 좋은 관계를 갖도록 한다는 것을 기억해야 한다. 아무것도 일어나지 않더라도 당신이 몸에서 느끼는 어떤 것과 머문다면 포커싱을 성공한 것이다. 자신에게 축하해야 한다.

포커싱 구절들의 요약

• "오늘은 어떤 방법으로 할까?"
• "몸에서 느끼고 있어요."
• "내 의식이 지금 원하는 것이 무엇일까?" 또는 "그 문제에 대해 어떠할까?"
• "여기에 있는 무엇에게 안녕이라고 말해요."

- "그것을 묘사하기 위해 가장 좋은 방법을 알고 있어요."
- "몸과 함께 다시 점검하고 있어요."
- "지금 바로 그것과 함께 있는 것이 괜찮을까요?"
- "관심 있게 호기심을 가지고 그것과 함께 앉아 있어요."
- "그것의 관심으로부터 그것이 어떻게 느끼는지를 느끼고(감지하고) 있어요."
- "그것이 정서적 특성이 있는지 묻고 있어요."
- "'무엇이 그것을 그렇게 하는가요?'라고 그것을 묻고 있어요."(정서 단어 또는 묘사 단어)
- "그것이 무엇을 필요로 하는지 묻고 있어요."
- "모든 것이 괜찮다고 어떻게 느끼는지를 보여주기 위해 몸에서 묻고 있어요."
- "곧 멈추는 것이 괜찮은지 확인하고 있어요."
- "돌아올 것이라고 말하고 있어요."
- "나와 함께 있던 부분과 몸에 감사하고 있어요."

제6장

선물 받기

포커싱으로부터 오는 긍정적 느낌은 특별한 경험이기 때문에 긍정적 느낌을 받는 방법에 대해 논의할 필요가 있다. 젠들린은 긍정적 느낌을 "감각전환"(felt shift)이라고 부른다. 감각전환은 당신의 몸과 마음에 즉 전체적인 유기체에 모든 것이 당신이 깨달은 새로운 이해를 적응시키기 위해 그 자체로 다시 배열하고 있는 시간이다.

다른 심리치료 방법들을 사용하여 당신은 어떤 것이 내면에서 좋게 일어난다는 믿음을 가질 수 있다. 그러나 포커싱에서 당신의 몸은 근본적인 어떤 것이 변했다고 당신에게 바로 말하는데 아주 특별한 방식으로 좋게 느끼기 때문에 당신에게 말하는 것이다. 당신은 그러한 느낌을 분간할 수 있다. 그것은 당신이 어려운 문제를 해결한 후 당신의 삶 안에서 "아하!"라고 느낄 때처럼 익숙한 것이다. 또는 모든 것이 잘되어가는 순간에 창조적인 계획이 이루어질 때 이와 같은 느낌이 들 수 있다. 그것은 놀랍게 느껴진다.

감각전환은 닫힌 방 안으로 들어오는 신선한 공기나, 내면에서 일어나서 깨닫게 되는 새로운 삶이나, 흥분이나, 힘의 움직임과 같은 것이 느껴지는 것이다. 관심과 해방감 같은 뚜렷한 느낌이 있을 수 있다. 사람들은 명확하고, 평화롭고, 안정적인 것을 느끼는 경우가 종종 있다.

이것이 일어날 때(그리고 그것은 회기 안에 언제든지 있을 수 있다.), 이 선물을 받기 위해 시간이 좀 필요하다. 우리는 서두르거나, 일어나는 것과 함께 어떤 것을 하려고 하거나, 내면에서 일어나는 것을 이해하려 하거나, 다른 문제나 남은 문제를 살펴보기 위해 돌아가려고 한다. 우리는 대기실에서 환자들처럼 우리의 문제를 취급한다. 우리는 약간 편안해 질 때 "다음!"이라고 외친다. 대신에 내면에서 일어나고, 그것을 위한 내적 공간을 마련하고, 내면에서 일어난 것을 단순히 환영하도록 자신에게 깨닫도록 한다. 그것이 어떻게 느끼는지 느끼기 위해 시간을 가져야 한다.

당신의 포커싱 회기가 멈출 때 좋은 느낌이 멈추어서는 안 된다. 그것을 당신에게 다시 돌아오게 하는 것은 자유이다. 그 좋은 느낌이 원하는 만큼 몸을 만족하게 하기 위하여 그 좋은 느낌을 초대해야 한다. 그것은 몸의 경계를 넘어서 심지어 확장될 수 있다.

1. 포커싱 후에 더 좋게 느끼지 않은 경우

좋은 것이 느껴지지 않으면 어쩌지? 포커싱이 실패했나? 아닐 것이다. 포커싱이 내적 자기와 관계를 형성한다는 것을 기억해야 한다. 관계를 형성하려면 항상 시간이 걸린다. 이전에 감각느낌과 시간을 많이 보내지 않았다면 감각느낌이 당신을 신뢰하기 위해 시간이 필요할 수 있다. 각 포커싱 회기는 그러한 신뢰를 형성하는 한 부분이다. 각 회기는 이전의 신뢰를 바탕으로 이루어진다.

삶의 큰 문제들(우리가 가장 변화하고 싶은 것들)은 여러 번 포커싱 회기가 필요할 것이다. 당신은 여러 날, 여러 주, 심지어 여러 달을 계속해서 어떤 것을 반복해야 한다. 그리고 그 회기 모두가 그러한 문제에 관한 것은 아니다. 당신은 하나의 문제가 해결되었다고 느끼기 오래전에 변화 단계를 느낄 수 있다. 변화 단계는 다음과 같다. "좋아, 최소한 이것을 많이 알고 있어. 그래, 그것이 지금까지 좋고 맞게 느껴져. 그리고 여기서 멈추고 나중에 그것으로 돌아올 수 있어."

포커싱을 하면 좋게 느껴지는 것이 일반적이다. 포커싱이 얼마나 좋게 느껴지나 하는 것은 여러 가지 요인들에 달려있다. 정원사가 꽃이 피기 훨씬 이전에 초록 새싹이 땅 위에 처음으로 보이기 시작할 때 기뻐하듯이, 어떠한 좋은 느낌도 반드시 환영하도록 해야 한다.

2. 변화하는 포커싱 회기에 기초 두기

가끔 당신이 여러 포커싱 회기 동안 특별히 어떤 것에 대해 포커싱을 한 후에 정말로 좋게 느껴지는 회기가 있을 것이다. 당신은 변화되고 해방된 것을 느낄 것이다. 즉 커다란 감각전환을 느낄 것이다. 그 문제에 관한 모든 것이 다르게 느껴진다. 이 경우에 그 회기는 기초로 두는 것이 매우 중요하다. 당신이 정말로 변화했다면 한동안 당신의 옛 습관 형태가 그 새로운 형태와 함께 존재할 것이다. 옛날 형태가 발견되는 상황 안에 있는 자신을 상상하고 당신이 지금 어떻게 느끼고 어떻게 행동하는지를 주의를 기울여 보아야 한다. 당신의 몸이 어떻게 변했는지를 느끼기 위해 몸이 지금 어떻게 느끼는지를 감지하는 것이 가장 중요하다. 그것이 당신 몸의 조직과 뼈가 바르게 자리 잡는 것처럼 느껴지기까지 그렇게 변하게 된 느낌과 머물러야 한다. 두 눈을 뜨지 말고 아무것도 내면에서 일어나지 않은 것같이 평소처럼 지내야 한다. 새롭고 변화된 방식은 당신의 삶에 적응하기 시작하는 것이 더 어려울 것이다. 그 대신 할 수 있다면 내면에서 일어난 것을 존중하면서 그 회기 후에 좀 더 시간을 가지도록 해야 한다.

포커싱 일지에 내면에서 일어난 것을 기록하기

당신은 단순히 느끼면서 잠깐 앉아 기록해야 한다. 당신 몸에서 지금 무엇을 느끼고 있는지부터 시작해야 한다. 그다음 기억한 만큼 포커싱 회기의 과정을 이야기해야 한다. 어떻게 시작했고, 그다음에 무엇이 왔고, 그 후에 무엇이 왔는지, 특히 느낌이 이동하기 전에 직접 온 것이 무엇인지를 기록해야 한다. "나는 충분해."와 같이 그것은 아마도 한 문장이 될 것이다. 그 느낌은 아마도 나뭇가지가 뻗어있고 뿌리가 땅속 깊이 내려져 있는 나무와 같이 이미지나 상징이 될 것이다. 기록하고 난 후 당신이 지금 어떻게 느끼는지를 알기 위해 기록한 것에 어떤 것이 더 필요한지를 느끼면서 다시 조용히 앉아 있어야 한다.

나중에 미술이나 음악으로 표현하기

당신이 그림을 그리거나, 악기를 연주하거나, 노래를 하거나, 시를 쓴다면 변하게 된 회기 후에 어떤 것을 표현하고 싶을 수 있다. 일지를 쓰는 것과 달리 당신이 원하지 않는다면 이 글쓰기 작업이 회기의 과정을 이야기해서는 안 된다. 포커싱 회기가 어떠해야 하는지를 제한하는 것으로부터 자신을 자유롭게 하고 단순히 일어나는 것만 표현해야 한다. 당신이 포커싱 회기를 잘 하고 있는가에 대한 판단은 모두 그만두어야 한다. 당신이 미술이나 음악으로 표현하는 것은 당신을 위한 것이고 다른 사람에게 보여주기 위한 것은 아니다(물론 보여주기를 원하지 않는다면). 그다음 나중에 당신이 미술이나 음악으로 표현한 것으로 다시 돌아오고, 당신이 그것을 읽고, 듣고, 보고한 것처럼 당신 자신이 표현한 것을 육체적으로 다시 경험해야 한다.

무엇이 일어났는지 친구에게 말하기

당신이 변하게 된 포커싱 회기 이후 곧바로 믿을 만한 친구에게 가서 무슨 일이 일어났는지를 말해야 한다. 그 친구에게 제안이나 충고 없이 들어주면 좋겠다고 말해야 한다. 당신이 친구에게 말할 때에 그 회기에서 일어났던 것을 당신의 몸이 재경험 하도록 해야 한다.

3. 긍정적 느낌을 통해 육체적 치유과정에 들어가기

포커싱은 당신의 육체를 치료하기 위한 몸의 힘에 접근할 수 있도록 하는데 이것은 아주 강력하고 효과적인 경험일 수 있다.

내 친구 크리스 렉스는 7년 만에 두 번째 유방암 수술을 받으려 하고 있었다. 크리스가 수술하기 전날 밤에 스스로 유방암 수술을 준비하기 위해 포커싱을 했다. 크리스는 포커싱 시간이 수술에 관한 공포와 수술의 성공에 관한 불안일 것으로 추측했다.

크리스는 포커싱을 하기 위해 앉았고 자신의 주의를 몸에 집중했다. 거의 즉시, 크리스는 자신의 팔과 다리를 통해 온몸으로 퍼지는 에너지와 같은 유쾌한 느낌이 강하게 들었기 때문에 깜짝 놀랐다. "이것은 치유 에너지야."라고 생각하면서 크리스의 두 눈에는 기쁨의 눈물이 흘렀다.

다음날 수술을 받기 위해 준비하고 있을 때 크리스는 자신의 몸에 있는 치유의 힘으로 자신감을 느낄 수 있었다. 크리스가 수술실로 들어갈 때에 미소를 지었다. 그 수술은 성공적이었고 크리스는 빨리 회복되었다.

몇 달 후에 크리스는 방사선 치료를 받았고 힘든 시기를 보내고 있었다. 암이 재발하는 것을 막기 위해 그녀의 피부를 태우는 것에 대한 공포와 분노를 느낄 것을 예상하면서 다시 한 번 크리스는 포커싱을 했다. 크리스가 주의를 몸에 집중했을 시점에 시원하게 하는 폭포와 같은 이미지가 떠올랐다. 크리스는 타고 있는 몸의 부분을 포함해서 자신의 목 전체가 시원하게 치유되는 것을 느꼈다. 크리스는 방사선 치료를 더욱 편안하게 받게 되었다.

4. 아무리 작더라도 상관없이 새롭고 좋은 느낌을 소중히 여기기

포커싱 회기가 효과적으로 변하는 것도 놀랍지만 포커싱 회기 대부분은 커다란 변화는 아니지만 작은 변화로 좋게 느껴지게 될 것이다. 그 감각느낌이 처음에 모호하고 강하지 않은 것 같지만, 그래서 그 느낌이 변화할 수 있다. 그 변화를 수용하고 있는 그대로 그것을 반드시 축하해야 한다.

당신 안에 오는 것은 새로운 초록 새싹과 같고 이제 당신은 정원사이다. "그것은 충분하지 않아."라고 말하는 소리와 모든 비난하는 소리로부터 그 새로운 초록 새싹을 보호하는 것이 당신의 일이다. 포커싱 회기에서 일어나는 변화의 새로운 단계를 과소평가하는 것은 아쉽게도 쉽게 벌어지는 일이다. 어느 날 한 학생이 고개를 흔들면서 나에게 다음과 같이 말했다. "이것이 잘되어 나가거나 매 회기 후에 더 좋게 느낀다는 사실 외에 좀 더 가치가 있을 수 있는지 확신하지 못 해요."

그렇지만 무슨 일이 일어났는지 걱정하지 말아야 한다. 당신은 당신의 몸이 달라지는 것을 느끼는 어떤 때를 기대할 수 있지만 당신의 머리(이성부분)는 여전히 이해하지 못한다. 그래서 당신의 생각은 특별히 이 시간 동안 쉬도록 하고 단순히 내면에서 일어나는 것을 보호하고, 수용하고 환영해야 한다. 정원사가 되고 새로운 초록 새싹이 정원에서 처음에 돋아날 때, 새싹이 아직은 어떤 것을 위해 좋지 않지만 그래도 괜찮다는 것을 기억해야 한다. 아주 작은 것일지라도 새롭고 좋은 느낌은 보물이다.

제7장
포커싱을 특별히 활용하기

이 장에서는 사람들이 특별한 목적을 위해 포커싱을 활용하는 이야기를 몇 가지 하고자 한다. 이것은 포커싱이 몸에서 실질적으로 어떻게 이루어지는지를 알게 되는 기회가 될 것이다. 왜냐하면 포커싱은 매우 많은 목적을 위한 기술이기 때문에 이 예들이 모든 가능성을 포함하지 못하지만, 우리 삶 안에 일어나는 상황에서 포커싱이 어떻게 적용될 수 있는지를 제시해 준다.

1. 과도한 감정 다루기

메리는 결혼이 파산 난 후에 눈물을 흘리는 자신의 모습을 자주 보았다. 메리는 건들기만 해도 산산조각이 날 것처럼 나약해진 것을 느꼈다. 메리는 자신의 친구들이 자신의 어려움을 지겨워할까 두려웠고 자신의 걱정을 없애려고 했다.

메리는 포커싱이 도움이 되기를 원했지만, 처음에는 그것이 일을 더 악화시키는 것 같았다. "내 주의를 몸에 집중했을 때", 메리는 계속해서 말한다. "목과 가슴으로 쏟아지는 눈물을 느끼고, 그것이 너무 많아 두려운 느낌이 들어요."

그다음 메리는 그곳에 있는 것에 안녕이라고 말하면서 인정하기라는 포커싱 단계를 기억했다. 메리가 눈물에 안녕이라고 말했고 두려워한 자신의 부분에 대해서도 안녕이라고 말했다. 메리는 안도감을 느끼게 되어 놀랐다. 그 눈물이 여전히 그곳에 있지만 자신을 압도해서 두렵게 하지 않고, 약간 거리가 떨어진 곳에 있는 것 같았다.

"예전에", 메리는 말했다. "눈물이 커다란 바다 물결 같았고, 그리고 그 바다에서 허우적대고 있었어요. 지금 그 눈물이 호수와 같아요. 커다란 호수요. 그러나 난 그 호숫가에 서 있어요. 놀라워요. 그렇지만 난 그 호수로 들어가서는 안 돼요."

메리는 "안녕"이라고 말하면서 자신의 느낌과 더욱 편안한 관계로 있다는 것을 알았다. 처음으로 이제 메리는 자신의 눈물의 의미를 들을 수 있었다. 왜냐하면 메리는 들을 수 있도록 충분히 집중되어 있었기 때문이다.

"안녕, 눈물" 메리는 속삭였다. "내게 말하고 싶은 어떤 것이 있니?"

그다음 메리는 자신의 몸 특히 목 부분과 가슴 부분에서만 느끼면서 기다렸다. 그것은 슬픈 친구에게 질문하고 그다음 그 친구가 말하기를 인내하며 기다리는 것 같았다.

메리가 기다릴 때 한 아이의 모습이 떠오르기 시작했는데 그 아이는 네 살 정도의 소녀였다. 그 소녀는 크고 슬픈 두 눈으로 메리를 보고 있었다. "다시 나를 버리지 말아줘."라고 그 소녀가 메리에게 말하고 있는 것을 느꼈다.

메리는 당혹스러워하면서 그 소녀에게 말했다. "괜찮아, 하지만 언제 내가 너를 버렸는지 나에게 말해 줄래?"

다시 메리는 기다렸다. 메리는 우선 자신의 남편을 염두에 둬야 한다고 생각했기 때문에, 자신의 느낌이나 요구를 한쪽으로 치웠을 때 자신의 결혼으로부터 오는 상황을 천천히 알기 시작하였다. 이제 메리는, 유령처럼 방 가장자리에 서서 자신의 느낌과 요구들이 알려지게 되기를 절망적으로 기다리는 상황 속에 있는 작은 소녀를 볼 수 있었다.

메리는 울기 시작했다. 그렇지만 이때 그 눈물은 과도한 것이 아니라 환영해야 하는 새로운 것으로 느꼈다. 메리는 그 작은 소녀에게 말했다. "다시는 너를 버리지 않을래."라고 말했을 때 자신의 몸에서 내적 힘을 느꼈다.

압도적인 느낌은 매우 중요한 어떤 것이 주의를 끌기를 원하고 우리가 들어주기를 원하고 있는 신호이다. 안타깝게도 그 느낌이 너무 강하기 때문에 그것을 들어주기 위한 우리의 의지를 방해할 수 있다. 우리는 "안녕"이라고 인사하고 그 느낌과 긍정적인 관계를 형성하면서 시작할 수 있을 때, 그 느낌이 편안하게 되고 그것의 메시지가 전달될 수 있다.

눈물이 압도적인 느낌을 동반하는 때가 있더라도, 눈물은 환영해야 한다. 또한 눈물은 새로운 것으로 느낄 수 있고, 진실하며, 중요한 어떤 것을 느끼고 있다는 표시이다. 당신의 몸은 그 차이점을 안다.

2. 중독으로부터 해방

안젤라는 단 음식을 너무 먹는 습관을 고치기 위해 나에게 포커싱 상담을 받고 있다. 안젤라는 그 과정에서 자신이 싫어하는, 교착상태에 있는 습관에서 해방될 수 있다는 것을 깨닫지 못했다.

안젤라는 조용히 앉아 자신의 주의를 몸의 한 중심 부분에 집중했다. 그녀는 자신의 문제와 연관된 단 음식을 먹는 것을 좋아하는 자신의 부분을 초대하고 있었다. 곧 명치에서 어떤 것을 느끼기 시작했다. 나는 그것을 느끼고 표시하기 위해 시간을 갖도록 안젤라를 이끌어 주었다.

"그것이 슬픔처럼 느껴져요."라고 안젤라는 말했다. "그렇지만 그것이 무엇인지 모르겠어요." 무섭고, 부드럽고, 동정적으로 그 느낌에 머물면서 그 부위에 관해 알 수 있는 어떤 것을 더욱 인식시키기 위해 안젤라를 이끌었다. 곧 그녀는 덧붙여 말했다. "하나의 구멍이 있어요. 그것은 슬퍼하고 있는 나의 일부분이고 그 구멍을 계속해서 채워 넣으려고 해요."

몸에서 그 부위를 계속해서 느끼며 그 느낌의 관점에서 그것이 어떻게 느끼는지를 감지하기 위해 공감하라고 안젤라에게 요청하였다.

"그것이 변하기를 원하지 않기 때문에 슬퍼하고 있어요. 그것이 내가 알고 있는 모든 것이에요."

안젤라가 이것을 인정하도록 제안했다. 안젤라가 인정했을 때, 그녀는 더욱 알게 되었다. "지금 두려움이 있어요……." 안젤라는 같은 부위인 명치에서 두려움을 느끼고 있었다.

"그것은 느낌이 좋아지게 하는 무엇이에요."라고 안젤라는 말했다. 그녀는 더 느끼면서 잠깐 동안 조용했다. "너무 오랫동안 느낌이 좋아질 때 이 부분이 두렵게 해요. 그래서 그것이 나타나서 폭식해요. 오! 그것이 나를 보호하고 있어요. 최소한 그것이 나를 보호하고 있다고 생각해요."

이것은 커다란 깨달음이었다. 안젤라의 목소리는 아주 부드러워졌다. 안젤라가 몸에서 그 차이점을 느끼고 있었을 때, 그녀의 이 부분에 대한 느낌은 따뜻하고 연민적이었다. 그 두려움은 그곳에 여전히 있지만, 그 느낌은 가벼워졌다.

"이 부분에 대해서 연민을 많이 느끼고 있어요."라고 안젤라가 말했다. "그것을 오랫동안 두려워해야 했어요."

그다음 안젤라의 문제와 관련된 것이 왔다. "오! 이 부분이 기쁨을 느끼는 것을 두려워해요. 그래서 내가 어떤 것을 느끼지 못하는 일 안에 나를 가둬요." 안젤라는 그곳에서 오는 내적 의미를 깨닫는 그 부위를 계속해서 느꼈다. "기쁨이 어디에 있고 고통이 어디에 있는지 이 부위가 알아요."

이제 나 역시 하나의 차이점을 느낄 수 있다. 안젤라는 내면의 빛으로 빛나는 것 같았다. "그것은 커다란 댐이 그냥 물을 흐르도록 하는 것 같아요. 지금 나를 통해서 에너지가 흐르고 있어요. 그것은 통로 밖으로 나와서 다시 보고, 냄새 맡고, 들을 수 있는 것 같아요."

몸에 그 부위가 지금 어떻게 느껴지는지를 안젤라에게 물었다. "그것은 사랑하고, 기뻐하고, 자유로운 것을 느껴요."라고 말했다.

그 포커싱 상담이 있었던 삼개월 후에 안젤라는 새로운 경력을 쌓기 위해 교육과정에 기쁘게 왔다. 단 음식을 먹는 습관은 완화되어 문제가 없었다.

중독(우리의 존재가 느낌에 완전히 존재하는 것을 방해하는 어떤 반복적인 행위)을 위해 포커싱을 활용할 때, 어떤 활동을 하기를 원하는 그 부분의 감각느낌을 초대해야 한다. 이것은 단 음식 먹기를 원하는 부분, 술 마시기를 원하는 부분, 담배 피우기를 원하는 부분이다. 이 부분에는 어떤 목소리가 없다. 왜냐하면 당신이 그것을 책망하거나 ("술을 그렇게 많이 마시는 것은 건강에 안 좋아."), 변명하기에 ("그렇지만 스트레스를 받는 삶에서 좀 기분전환은 해야 해.") 바쁘기 때문이다. 포커싱은 그것의 관점에서 느끼고 추구하고 있는 기저에 깔린 목적을 알도록 해 준다. 중독 행동이 숨겨져 있거나 억압되어 있고 또 다른 부분이 있는지를 묻는 것은 생산적일 수도 있다. 다음과 같이 몸을 통해서 자신에게 물어야 한다. "이것 아래에 숨겨진 어떤 것이 있는가?" 또 다른 효과적인 질문은 다음과 같다. "살기를 원하는 어떤 것이 있는가?"

3. 결정하기

매트는 시카고에 살고 있었지만 다른 곳에서 살고 싶은 충동을 느꼈다. 최근에 여자 친구와 헤어졌고, 그의 직장은 그가 정말로 일하기를 원하는 곳이 아니었다. 가장 친한 친구는 시애틀로 이사하여 그 도시에서 즐겁게 지내고 있었다. 매트는 한 주 동안 밥과 지내면서 시애틀에서 삶의 맛을 느꼈다. 그러나 매트는 이사를 결정하는 것이 어려웠다. 매트는 오랫동안 시카고에서 살았고, 친구들과 관계를 맺고 있고, 안락한 집도 있었다.

매트는 이사하는 것과 그냥 머무는 것에 대해 찬성과 반대의 리스트를 만들었다. 이사하는 것과 머무는 것 둘 다 이익과 불이익이 있었다. 게다가 매트는 그 리스트를 작성한 후 이전처럼 불확실성을 느꼈다. 그래서 포커싱을 시도하기로 했다.

명확한 두 개의 선택을 결정하기 위한 포커싱을 할 때 한 번에 두 개의 "선택" 중의 하나만을 선택하고 각각의 "선택"을 분리해서 감각느낌을 느끼는 것이 때로는 가장 좋다. 매트는 시카고에 머무는 "선택"을 먼저 선택했다. 자신의 주의를 몸에 집중하고 시카고에 머물고 있는 자신을 그렸다. 그것의 느낌에 대해 자신의 몸에 다음과 같이 물었다. "시카고에 머무는 것이 몸에서 어떻게 느끼지?"

매트는 기다렸다. 얼마 안 가서 특별히 두 팔과 다리에 무거운 느낌을 느끼기 시작했다. 배나 복부 부위에서 묘사하기 어려운 어떤 것이 있었다. 배와 복부 부위에 있는 느낌과 머물면서 "고여 있어."라는 단어가 떠올랐다. 자신의 몸으로 돌아가서 그 단어를 점검했다. "그래, '고여 있어.'가 맞아." 그것의 관점에서 그것이 어떻게 느끼는지를 감지하기 위해 "고여 있어."라는 느낌과 함께 앉아 있는 것이 괜찮은지를 물었다. 얼마 안 되어 "아무 곳도 가지 않는 것"이라는 단어가 떠올랐다. 몸과 함께 점검해 보니 그것이 맞았다. 시카고에 있는 것이 아무 곳도 가지 않는 것처럼 느껴졌다.

매트는 그 "선택"을 끝마쳤다고 느껴져서 몸의 느낌에 감사하고 그것을 한쪽으로 치워두었다. 그다음 시애틀로 이사한 자신의 모습을 그렸다. "시애틀로 이사 가는 것이 내 몸에서 어떻게 느끼지?"라고 물었다.

이번에 매트는 두 팔과 다리에서 설레게 하는 흥분을 느꼈다. 몸의 한가운데 특히 가슴 부위를 통해서 가벼움을 느꼈다. "가벼움"이라는 단어를 점검하고 그것이 옳다고 느낀다는 것을 알았다. 그 느낌과 함께 머물 때 "한 단계 앞으로 움직이는 것"이라는 단어가 떠올랐다. 매트는 시애틀로 이사하는 것이 앞으로 움직이는 것처럼 느꼈다는 명확한 느낌을 가지고서 포커싱 회기를 마쳤다.

매트는 결정에 관해 계속해서 생각했다. 시애틀에 있는 직장들을 검색하고 친구들에게 말했다. 몇 번 더 포커싱을 했는데 그 결과는 같았다. 약 한 달 후 매트는 직장에서 어떤 것을 깨닫고 짐을 싸서 시애틀로 이사했다. 일주일 내에 매트는 한 여자를 만났고 일 년 후에 그녀와 함께 행복하게 살고 있었다. 매트는 직장을 구하는 것이 어려웠지만 이사한 것을 후회하지 않았다.

한 번의 포커싱이 새로운 도시로 이사하는 것과 같이 큰 결정을 할 수 없다는 것을 사람들은 대부분 안다. 결정을 내리기 위해 실제적인 면을 조사하는 것과 같이 다른 요인들을 고려하면서 여러 번 포커싱 회기를 할 수 있다. 이것이 옳은 결정일 수 있다는 느낌을 포커싱이 줄 수 있지만 그 시기는 아직 옳지 않다. 포커싱은 어떤 결정 특히 큰 결정을 위한 중요한 부분일 수 있다. 왜냐하면, 논리적으로 중요한 결정을 하기를 원하지 않기 때문이다. 당신의 모든 것이 선택에 만족하다고 확신하기 위해 당신은 마음과 직감으로 결정하기를 원한다.

4. 육체적 증상에서 정보 얻기

케이는 왜 매번 갑자기 재채기를 하는지 모른다. 알레르기성 재채기라고 생각하지만 생활 습관이나 날씨 조건과 아무런 상관없이 최근에 생겼다. 재채기를 억누르기 위해 약을 복용하고 싶지 않은 이유가 있는데 그것이 그녀의 삶을 더 비참하게 했다. 잠자는 것이 특히 어려웠다. 이러한 육체적 증상의 내적 의미를 이해할 수 있는지를 알기 위해 포커싱을 사용하기로 했다.

케이는 자신의 주의를 몸의 한가운데 부분에 집중하고 그다음 머리로 옮기고 그곳에 있는 느낌에 "안녕"이라고 말했다. 자신의 눈, 코, 귀가 모두 포함되어 있고 모두 어떤 신호를 보내고 있다는 것을 깨달았다. 신체적 느낌에 대해 모두 "긁다"라는 단어가 떠올랐다. 그다음 호기심을 가지고 “긁다”라는 단어와 함께 앉았다.

얼마가 지나서 “피곤하다”와 “싫증 난다”라는 단어가 떠올랐다. 몸으로 돌아가서 점검했다. “그래, 이 단어들이 맞아.” 그다음 “내 삶의 어떤 부분이 연관되어서 이렇게 느끼게 하지?”라고 그 느낌에 물었다. 그리고 얼마 안 가서 “내 직업”이라는 것을 느꼈다.

그 대답을 알고 난 후, “긁다, 피로하다, 싫증난다”라는 느낌을 주는 내 직업에 관한 것이 무엇이지?”라고 케이는 더 물었다. 케이에게 일어나기 시작한 것을 상상해야 한다. 그녀는 노동 쟁의에 간접적으로 관련되어 있고 사소한 것이라고 느끼는 불평을 알기 위해 더 긴 시간을 보내야 했다. “그것이 그것인가?”라고 자기 몸에 물어보니 하나의 느낌이 있었다. “그것은 그것의 부분이지만 핵심적인 문제는 아니야.” 핵심적인 문제가 자신의 인식으로 오기를 초대하면서 기다렸다. “그것은 나를 믿지 않는 나에 관한 것이야.”라는 말이 떠올랐다. 그때 몸에서 안도감을 크게 느꼈고, 자신의 두 눈과 코가 맑게 느꼈다. 잠깐 음미하기 위해 그 느낌만을 스스로 즐기도록 했다.

그렇지만 케이는 두 귀가 그녀에게 말할 어떤 것이 여전히 더 있다는 것을 알았다. 그래서 주의를 다시 두 귀에 집중하고 육체적 느낌에 이름을 붙일 단어를 다시 한 번 찾았다. “아픈”이라는 단어가 떠올랐다. “아픈”이라는 단어를 점검해보니 그것이 맞았다. 호기심에 관심을 두고 아픈 느낌과 함께 앉아 있었다. “절규”라는 단어가 떠올라 그것이 맞는다고 느꼈지만 완전하지는 않았다. 사실 “절규”라는 단어는 요즈음 직장 환경을 묘사하기에 아주 좋은 단어처럼 느꼈다! “그래서 그렇게 아프다고 느끼게 하는 절규가 무엇일까?”라고 두 귀에 있는 느낌에게 물었다.

그다음 알았다. “오! 내면의 소리에 귀를 기울여야 해!” 다시 한 번 이것은 안도감을 주었고 옳다는 느낌이 내면에서 일어났다. 두 귀에서 여전히 약하게 아픔을 느꼈지만 그곳에 정보가 더 있는 것처럼 느끼지 못했다. 케이가 알게 된 것을 일깨워주기 위해 가벼운 아픔이 그곳에 있는 것처럼 느꼈다.

케이는 몸에 감사하였다. 그 회기를 끝마칠 때에 40분 동안 앉아 있었고 한 번도 재채기하지 않은 것을 깨달았다! 하지만 그다음 날 이전만큼 콧물이 나왔다.

육체적 증상에서 얻게 된 정보는 사실이며 옳다고 느껴지는 경우가 자주 있지만 육체적 증상은 변하지 않는다. 그것은 마치 포커싱이 이 단계에서 여전히 어떻게 육체적 증상이 변화될 지 확실하게 알지 못하는 것 같다. 다른 한편 포커싱의 결과로서 육체적 증상이 변화하는 때도 있다. 워크숍이 있는 전날 밤에 나는 목이 아팠다. 가르치는 동안에 아픈 것은 질색이었기 때문에 실망스러웠다. 내 동료가 목 아픈 것에 집중하도록 제안했다. 포커싱하는 동안 내가 하는 일의 새로운 국면으로 말미암아 한계를 넘어서는 긴장을 느끼는 내 부분을 발견했다. 나는 그것의 느낌을 듣고 인정했다. 한 시간 이내 목의 통증이 사라졌다.

5. 글을 쓰다가 막히는 부분 해결하기

글을 쓰다가 막히는 부분을 해결하는 것은 나 자신의 이야기이며 내 인생에서 포커싱을 활용하여 많은 성공을 거둔 사례 중의 하나이다. 이것은 포커싱의 한 회기에 일어난 이야기가 아니고 많은 회기의 이야기이다. 여기서는 그 중요 부분만 다루지만 여러 해 동안에 글을 쓰다가 막힌 일이 포커싱을 통해 해결되었다. 포커싱이 큰 도움이 되었다.

나는 글을 쓰다가 막히는 부분을 해결하기 위해 처음에 포커싱을 사용하려고 했다. 내 주의는 몸에 집중하고 글을 쓸 수 없게 하는 감각느낌을 체험하려고 했다.

가슴 부위에서 숨어 있는 어둠을 느꼈다. 글을 쓰지 못하는 것이 "숨어 있는" 것처럼 느꼈다. 그것이 모두였다.

그 문제에 관해 다음번 포커싱 회기에 나는 글쓰기를 막는 감각느낌에 대하여 다시 물었다. 그 감각느낌은 어둠과 "숨어있는 느낌"으로 다시 시작했지만 어떤 것이 더 있었다. 잠시 후에 나는 미묘한 차이점을 명확하게 표현할 수 있었다. 그것은 단지 "숨어있는" 것처럼 느껴지지 않았고 "속이고 있는" 것처럼 느꼈다. 내 머리를 꼿꼿하게 두고 있으면, 어떤 것이 나를 괴롭히려고 했다. 글을 쓰는 것은 내 머리를 꼿꼿하게 들고 있는 것처럼 느꼈고 나의 어떤 부분이 무엇인가 일어날지에 대해 두려워하였다.

다음 포커싱 회기에서 내 머리를 들고 있는 것이 두렵다고 느끼기 시작했다. 사격 연습장의 표적지 끝에 있는 이미지가 떠올랐다. 나 자신을 보이면 나는 저격당할 것이다. "저격하다"라는 단어가 매우 중요하게 느껴졌다. 그 단어가 떠올랐을 때에 내 가슴 부위가 뜨겁게 팽창하는 변화를 느낄 수 있었다. "저격하는, 저격하는"이라고 자신에게 거듭 말하면서 몸의 반응을 느꼈다. 그다음 갑자기 냉소적인 표현을 하는 내 아버지의 이미지가 떠올랐다. 아버지의 목소리에서 "너는 누구라고 생각하니?"라는 말을 들었다.

내 몸과 마음을 통해서 즉시 한꺼번에 많은 것을 알게 되었다. 아버지가 냉소적으로 나를 어떻게 저격했는지 기억이 났다. 특히 솔직하게 자신을 표현할 때 아버지는 "잘난 척한다"고 했다. 감수성이 많고 창의적인 내

부분이 두려움과 함께 이러한 공격으로부터 보호하기 위해 숨어버렸다.

포커싱 회기 끝에 두 눈을 떴을 때 나는 다르게 느꼈다. 내 모든 몸이 새롭게 열리고 상쾌하다는 것을 느꼈다. 변화하려고 한 것을 알지 못했지만 변화하려고 하는 어떤 것이 있다는 것을 알았고 그것은 그곳에서 새로운 세상이었다.

그리고 글을 쓰는 것이 변했다. 아주 쉽지는 않았지만, 글쓰기가 더 쉬워졌다. 포커싱은 글을 쓰는 방법과 관련된 나 자신의 일부분과 소통하도록 돕는다. 나의 이 부분이 진정으로 어떻게 느끼는지를 듣고 소통하는 행위는 어떤 것이 해결되도록 하기에 충분하였다. 아버지가 "저격한다는" 것이 밝혀진 후 수년간 막힘이 없이 글을 쓰지만 그 과정 동안에 질질 끌면서 지나갔다. 글을 쓰는 것이 나아져서 기뻤지만 더욱 인내심이 없었다. 특히 쉽게 글을 쓰는 것이 어떠한 것이라고 맛을 본 이후에 더욱 그랬다. 그래서 포커싱을 하기 위해 자리에 앉았다.

다시 한 번 내 주의를 몸에 집중하고 글쓰기를 원하지 않는 내 일부분의 감각느낌에 대해 물었다. 나는 의식적으로 서두루지 않고 수용하는 태도로 감각느낌을 초대했다.

내 가슴 부위를 가로질러 꽉 조이는 밴드를 느끼기 시작했다. 내 주의를 이 밴드에 유지할 적에 그것의 힘을 느끼기 시작했다. 그 힘은 강했고 어떤 것이 더 있었는데 그것은 말로 표현하기 어려운 것이었다. 이 느낌은 생명, 특별한 종류의 생명과 거의 같았다. 그 느낌은 에너지가 충만하고, 상쾌하고, 자신만만한 것이었지만, 또한 고집스럽고 미숙한 것이었다. 마침내 다음과 같은 것을 알았다. 이 꽉 조이는 밴드는 십 대 청소년으로 느껴졌다. 그러한 깨달음과 더불어서 "내가 그것을 하도록 할 수 없어요."라고 두 손을 엉덩이에 대고 말하고 있는 십 대 청소년처럼 나에 대한 그림이 떠올랐다.

이 십 대 청소년과 다투거나 기를 꺾으려는 대신에 나는 그녀의 힘을 존중하고, 완고한 힘을 이해했다. 나는 그녀의 이야기를 듣고 그녀가 무엇을 말하고 필요한 것이 무엇인지를 느끼기 위해 시간을 보냈다. 그 포커싱 회기가 끝날 무렵에 나는 누군가부터 난폭하게 다루어지지 않길 원하는 내 일부분의 내적 열망을 인정했다고 느꼈다.

이 포커싱 회기 때문에 어떤 것이 내 인생에서 변화한다는 것을 몰랐다. 사실 후에 더 좋아졌다는 것을 느꼈지만 어떠한 결정도 내리지 않았고 어떠한 허용도 하지 않았다. 십 대 소녀는 이전처럼 완고해 보였다. 그래서 나는 그다음 날 일어난 것에 놀라게 되었다.

나는 글 쓰는 시간이 되어서 컴퓨터를 켜고 늘 그렇듯이 망설이면서 질질 끄는 느낌을 즉 "이것만을 제외하고서 하라."고 하는 느낌을 느낄 것을 예상했다. 그러나 그 대신에 컴퓨터 앞쪽으로 나를 잡아당기는 강하고 긍정적인 에너지를 느꼈다! 그러한 긍정적인 에너지의 특성은 자신 만만하고, 상쾌하고, 완고하고, 미숙한 나의 십 대 소녀였다. 그녀는 나를 컴퓨터 쪽으로 끌어당겼다. "자, 글을 써보자!" 라고 그녀는 말했다. 나를 알고 있던 바로 그 에너지는 완전히 내 편이 되었다. 왜냐하면 그것의 관심과 느낌이 일어났기 때문이다. 그 시간 이후 글을 쓰는 것이 전혀 어렵지 않았고, 내 인생에서 그 차이점은 밤 그리고 낮과 같다.

막힌 행동에 포커싱을 사용하는 것은 중독에 사용하는 것과 비슷하다. 글을 쓰는 사람이 글쓰기가 막히거나 질질 끌게 되는 행동 장애는 "나는 무엇인가 하기를 원하지만 그러나 원하지 않아."로 표현될 수 있다. 포커싱에서 그 행동을 하기를 원하지 않는 것은 당신의 일부분이라는 것을 알 수 있다. 따라서 당신을 수용하는 태도로 그 일부분이 느끼고 있는 감각느낌을 초대해야 한다. 이 과정은 목소리를 내지 못하는 어떤 것에 목소리를 내도록 하고 종종 예상하지 않는 방법으로 막힌 부분을 해결한다.

놀라게 될 준비를 해야 한다. 새로운 방법에서 이러한 막히는 현상을 느낄 때에 당신은 하기를 원한다고 생각했던 것이 정말로 당신이 하기를 우려하지 않는다는 것을 알 수 있다. 한 여인이 운동하는 것을 멈추게 하는 막히는 현상을 다루었다. "10년 동안 이러한 막히는 현상이 있어요." 운동하기를 원하지 않는 그녀의 일부분이 있어 포커싱을 한 후 "운동을 싫어한다는 것을 알았어요."라고 그녀는 말했다. 그다음 그녀는 "활기찬 몸놀림으로 더욱 활동적이기 위해서"라는 새로운 목표를 설정했다. 그녀는 춤 교실에 가입했고 더는 막히는 현상은 없었다.

6. 대인관계 문제 해결하기

젠은 좋은 직장을 그만두고 대학원에 진학했다. 가장 친한 친구가 자신이 다닌 직장에 지원하다는 이야기를 들었을 때 내면에서 강한 반응이 일어났다. 젠은 그 직장으로 다시 돌아가는 것을 생각한 적이 없었다. 미련 없이 그 직장을 그만두었다. 하지만 그녀는 그 친구가 지원한다는 이야기를 들었을 때 "이상한" 느낌이 들었다.

그것은 중요하지 않다고 자신에게 여러 번 이야기하는데도 아무런 이유 없이 여러 주 동안 자신을 괴롭혔다. 그렇게 생각하는 이유를 또한 알지 못했다.

그래서 젠은 포커싱을 하기 위해 앉았다. 자신의 주의를 몸에 집중하고서 특히 몸의 한가운데 부분에 집중하고서 이 문제와 관련된 그 느낌이

들기 위해 몸을 초대하였다.

일, 이분이 지나면서 젠은 몸의 한가운데 부분에서 어떤 것을 느끼기 시작했다. 처음에 그 느낌이 매우 모호해서 그것을 묘사하는 유일한 방법은 단지 "어떤 것"이라는 단어였다. 그다음 젠은 그 느낌이 "죄는 것과 같기도 하고 늘어난 것 같기도 하다."는 것을 알기 시작했다. 몸과 함께 이 단어들을 점검했고 그것들이 맞았다고 느꼈다. 그다음 그 느낌과 함께 머물렀다.

얼마 안 되어 젠은 그곳에서 슬픔이 느껴지기 시작했다. 이것은 놀라움으로 다가왔다. 그녀가 기대했던 모든 느낌 중에 슬픔은 그 느낌들 중의 하나가 아니었다. 하지만 젠은 그 슬픔을 인정하고 그 느낌과 머물렀다. 곧 그것에 질문하는 것이 좋다고 느껴서 젠은 "그렇게 슬프게 하는 것이 무엇인지?"를 물었다.

그 질문에 응답하면서 젠은 다시 죄는 듯한 부분과 퍼지는 듯 한 부분을 느낄 수 있었다. 그녀는 슬픔이 "무용지물이 되게 하는 어떤 것"이라고 느낄 수 있었다. 하지만 젠이 이 단어들이 맞는지를 몸과 함께 점검했을 때 그것들은 맞지 않았다.

"그것은 그것이 아니야!" 젠은 자신에게 말했다. "그것은……." 젠은 한숨을 길게 쉬었다. "그것은 믿지 못할 거예요." 젠은 자신의 직장이 얼마나 힘들고 사장이 얼마나 폭군이었는지 그 친구와 함께 대화를 나누었던 모든 기억이 한꺼번에 머릿속에서 떠올랐다. 젠은 그 친구가 지금 그 직장을 얻으려고 한다면 "그것은 그 친구가 나를 믿지 못한다는 것과 같아요."라고 자신의 일부분이 느꼈다는 것을 깨달았다.

이것을 깨달은 후 편안함을 느끼게 되었고 불편하고 이상한 느낌이 가볍게 사라졌다. 그것은 그것이 무엇인가였다. 이제 그 느낌에 관해 어떤 것을 할 이유도 없다. 그것을 잊어버리도록 결정해야 하지도 않았다. 그 느낌은 이미 해결되었고, 따뜻하고, 편안하고, 열린 느낌으로 그 부분에 있었다.

7. 내적 비평가와 더 좋은 관계 형성하기

데럴은 새로운 경력을 쌓기 위해 어떤 과정을 공부하기 시작했다. 데럴이 느꼈던 것은 자신에게 더욱 만족스러움을 주는 인생의 목표를 실현하는 것이었다. 하지만 40세가 넘었고 그 과정과 관련해서 예를 들면 수업시간을 알기 위해 학교에 전화를 거는 것과 같이 행동할 때는 언제든지 "너무 늦었지. 너무 많은 시간을 이미 허비했어."라는 내적 비평가의 목소리가 속삭이는 것을 들었다.

"그것은 사실이 아니고 그 나이에도 학교로 돌아오는 사람들이 많아." 라고 자신에게 말하면서 그 목소리를 조용히 하게 하려고 했다. 그렇지만 그 목소리는 멈추지 않았고 자신의 배에서 점점 더 긴장되었다. 자신의 걱정을 친구들에게 말했다. 자신에게 스스로 이미 말했던 것 같이 친구들은 "너무 늦지 않았어. 절대 늦지 않았어."라고 자신에게 말했다. 그것은 또한 도움이 되지 않았다.

그래서 데럴은 이 문제를 가지고 포커싱을 했다. 자리에 앉아 자신의 주의를 몸에 집중했다. 그다음 학교로 돌아가는 느낌을 모두 느끼기 위해 자신의 몸에 집중했다. 마음속에서 일어나고 있는 많은 것들을 알게 되었다. 단지 하나의 느낌이 아니라 둘 또는 세 가지 느낌이 있었다.

"첫 번째 느낌이 무엇일까?"라고 자신에게 묻자 명치 부위에서 흥분되는 것을 느꼈다. "흥분"이라는 단어를 점검하자 그것이 맞았다. 그 "흥분"

에게 안녕이라고 인사하자 그것이 예민해졌다. "그래, 여기 있지."라고 그것이 말하는 것 같았다.

그다음 "그래, 여기에 그 밖에 무엇이 있지?"라고 묻고 기다렸다. 흥분 뒤에 숨어있는 더 부드러운 느낌을 천천히 느끼기 시작했다. "주저함"이라는 단어가 떠올랐다. 그 느낌과 함께 "주저함"이라는 단어를 점검하자 그것이 부분적으로 맞았다. 잠시 후에 "조심하는"이라는 단어가 또한 떠올랐다.

데럴은 "주저함", "조심함"이라는 느낌에 안녕이라고 말했다. 그렇게 하자 "너무 많은 시간을 이미 허비 했어."라고 말하는 내적 비평가의 목소리를 들었다. "'너무 많은 시간을 허비했어.'라고 느끼는 것은 내 일부분이야……. 그리고 또 그것에게 안녕이라고 말하고 있어."라고 자신에게 말했다. 내적 비평가가 말하고 있는 것을 듣는 대신에 그것의 느낌을 느꼈다. "그것이 어떤 것에 대한 두려움인가?"라고 물었다. 그순간에 그는 슬픔의 의미와 함께 있는 두려움을 느꼈다. "원하는 것을 결코 얻을 수 없다는 것이 두렵지." 이것과 함께 몸에서 긴장이 해소되는 것을 느꼈고 내면에서 "그래, 그것이 맞아."라고 느꼈다. 그래서 데럴은 그 두려움을 인정했다. 내적 비평가의 비난은 서서히 사라져가고 다시 한 번 흥분되고 주저하는 느낌과 조심하는 느낌을 둘 다 느꼈다.

그다음 데럴은 잠깐 동안 두 느낌에 집중하는 것이 맞는다고 느끼는지 또는 그가 하나의 느낌에 더 집중하고 있는 것이 맞는지를 물었다. 두 느낌에 집중하는 것이 맞는다고 느꼈다. 두 느낌 중 하나가 이기거나 다른 하나가 더 중요하지 않다는 것이 옳다고 느꼈다. 그래서 그는 둘 다에 집중했다. "흥분되고 주저하는 느낌과 조심하는 느낌 둘 다 지금 바로 여기에 있도록 하고 있어."라고 데럴은 자신에게 말했다.

처음에 두 느낌이 자신의 주의를 집중시키기 위해 경쟁하는 것처럼 밀고 당기는 것같이 느꼈다. 하지만 그다음 변화가 있었다. 그는 호흡하는 것이 편안해지고 자신의 몸이 안정되는 것을 느꼈다. 데럴은 이러한 두 느낌의 관계와 느낌이 있을 때에 새로운 어떤 것을 느꼈고 잠시 후에 그는 이것을 말로 표현할 수 있었다. 그것은 흥분되고, 주저하고, 조심하는 느낌과 파트너가 되는 것과 같았다. 그것들은 그를 유지하고 힘을 주는 몸의 각각의 부분에 하나씩 있는 두 기둥 같았다. 한 부분은 적당한 때에 지혜를 유지하고 다른 부분은 앞으로 나아가도록 하는 흥분을 유지했다.

데럴은 몸의 한가운데 부분에서 기둥의 이미지에 따라서 어떤 경력으로부터 원하는 것을 얻지 못할 것에 대해 두려워하는 것을 느낄 수 있었고, 그 두 파트너 즉 적당한 시기의 지혜와 앞으로 나아가게 하는 흥분이 어떻게 두려워하는 것을 진정시키고 지지하게 되는지를 느낄 수 있었다. 데럴은 그 두려움에서 그것이 원하는 것을 물었고 "세상에 공헌하기 위해 내 재능을 사용하고 있는 거라고 정말로 느끼기 위한 것이야."라고 대답하였다.

데럴은 지금 바로 세상에 공헌하기 위해 자신의 재능을 사용할 수 있는 것을 아는지를 그것이 어떻게 느끼는지를 자신에게 보여주기 위해 몸에 물었다. 자신의 몸 부분에서 따뜻하고 팽창하는 느낌이 퍼지고 강해지기 시작했다. 데럴은 그 느낌이 있고 싶은 만큼 충분히 그곳에 있도록 집중했고, 그 나머지 포커싱 시간을 즐기고, 일어난 긍정적인 느낌을 알게 되었다.

내적 비평가는 항상 어떤 것을 두려워한다. "무엇을 두려워하지?"를 부드럽게 물으면서 내적 비평가의 공격을 누그러뜨린다. 그 질문의 답을 얻은 후에 "무엇을 원하지?" 하고 물을 수 있다. 내적 비평가를 더 알기 위해 8장을 참조하기를 바란다.

원하는 것은 어떤 두려움에서 물을 수 있다. 이것은 두려움 내부에 숨겨진 긍정적인 에너지를 느끼도록 해준다. “너무 지치지 않을까 두려워.”라는 것은 “에너지가 있기를 원해.”로 될 수 있다. “사람들이 내가 하는 일을 싫어하지 않을까 두려워.”라는 것은 “내가 하는 일을 고맙게 생각해주길 원해.”로 될 수 있다. 앞에 예문에서 두 말 사이에 그 차이점을 느낄 수 있는지 보아야 한다. 둘 다 사실일 수 있으나 두 번째 것이 앞으로 나아가도록 하는 긍정적인 특성을 지니고 있다. 그러므로 처음에 두려움을 인정하고 그다음 그것이 원하는 것을 물어야 한다.

그 두려움이 원하는 것을 느낀 후에 지금 그 열망이 이루어지기 위해 무엇을 바라는지 또는 미래에 바라는 것이 이루어질 수 있기 위해 지금 무엇을 알고 싶은지를 자신의 몸에 물어야 한다. 여전히 두려울 수 있지만 이때 원하는 것을 수용하는 것에서 생기는 긍정적 에너지를 또한 느낄 수 있다.

제8장

문제 해결하기

지금까지 당신은 몇 번 포커싱을 시도했다. 포커싱이 쉽고 효과적이었다면 당신은 운이 좋은 것이다(당신은 평범하지 않다). 사람들 대부분은 우리의 문화적 교육에 일대 혁신을 일으킨 이 기술을 재발견할 때 어려운 점에 직면한다. 이 장은 직면하게 될 수 있는 몇 가지 어려운 점들을 도와줄 것이다.

1. 감각느낌을 형성하기가 어려울 경우

"감각느낌을 형성하기가 어려워요."

나는 처음에 포커싱을 배우고 있을 때 자신의 주의를 몸에 집중하고 느끼는 것을 알아차리라는 지시를 받은 연습을 한 것을 기억한다. 나는 크게 좌절하였다. 나에게는 아무것도 일어나지 않았다! 아주 텅 비어있는 것처럼 느꼈다. 어떤 것도 느끼지 못했고 어떤 것을 느끼는 방법도 몰랐다. 나는 할 수 없다는 것이 부끄러웠고 이것을 결코 배울 수 없다고 생각했다. '아무것도 느끼지 못하니?' 포커싱을 가르치는 사람들이 말하듯이 나는 많은 것을 실제로 느끼고 있었다. 하지만 나는 느낌을 인정하고 있지 않았다. 그 느낌들은 내가 기대했던 것이 아니었거나 내가 발견하리라고 기대한 것이 아니었다. 그래서 나는 그 느낌들을 생각하지 않았다.

포커싱을 시도해도 아무것도 느끼지 못할 경우 도움이 되는 힌트들이 여기 있다. 힌트들 중 많은 것은 당신이 무시하기 쉬운 어떤 것을 포함하고 있다.

긍정적인 어떤 느낌이 들 수 있다

당신은 답답하거나, 무겁거나, 또는 불편하고 불쾌한 그 밖의 어떤 느낌을 열심히 찾을 수 있지만 그곳에 있는 것을 곧바로 지나쳐 갈 수도 있다. 예를 들면 평화스러운 느낌, 확장되는 느낌, 열리는 느낌, 또는 따뜻한 느낌과 같이 긍정적인 어떤 느낌을 곧바로 지나쳐 간다. 감각느낌은 좋게 느껴질 수 있다. 당신이 느낌이 나쁠 것이라고 기대하게 되면 실제로 어떤 것을 느끼고 있을 때 아무것도 느낄 수 없다고 생각할 수 있지만, 그것도 좋은 어떤 느낌이다.

"긍정적인 어떤 것을 느낄 수 있을까?" "지금 바로 몸처럼 놀라운 것을 느끼는가?"라는 질문을 몸을 통해 자신에게 물어야 한다. 그다음 꽉 죄거나 편안하고, 무겁거나 가벼운 것, 움켜쥐거나 팽창되는 것과 같은 모든 느낌에 열려 있어야 한다. 가슴 부분이 어떻게 느끼는지와 배 부분이 어떻게 느끼는지 사이에 차이점이 있는지 알아채야 한다. 가슴 부분이나 배 부분 중의 하나로부터 목 부분이 다르게 느끼는지를 알아채야 한다. 그 차이점이 무엇인지를 말하기 어려울 때라도 다르게 느낄 수도 있는 때가 있다.

미묘한 어떤 것을 느끼도록 하자

감각느낌은 아직 미묘할 수 있다. 서구 산업 문화의 계승자로서 우리는 미묘한 느낌에 주의하는 것을 배우지 못했다. 내가 성장하고 있을 때 몸을 돌보지 않았고 더 몸을 간과할 수 없을 때 약을 복용하거나 의사에게 갔다. 몸이 주목해달라고 소리칠 때 그들은 약을 복용하거나 의사에게 갈 것이다. 몸이 소리치기 전에 여전히 속삭이고 있는 동안에 몸에 주의를 기울이는 것이 더 낫지 않을까?

몸에서 미묘한 느낌을 느끼는 것을 배우는데 시간이 얼마 안 걸릴 수 있다. 당신의 주의를 그 수준에 맞추는 것이 필요하다. 그것은 음악을 크게 듣고 밝은 색깔들만을 보는 여인을 숲 속에 데리고 가서 그녀를 앉아 있게 하는 것과 같다. 처음에 그녀는 "치, 여긴 따분해. 아무것도 일어나지 않아."라고 말한다. 하지만 잠시 뒤 그녀는 어떤 것이 일어나고 있고 소리가 들린다는 것을 알아채기 시작한다. 조금 더 지난 후에 그녀의 의식은 그곳에 무슨 일이 있는가를 느낄 수 있으며 몇 분 후에는 그 숲이 매우 아름답다는 것을 발견한다.

그래서 포커싱을 시도할 때 미묘한 느낌에 반드시 열려 있어야 한다. 연습할 때 아무것도 느끼지 못한다고 말하는 사람처럼 되지 않도록 해야 한다. 내가 그 사람의 경험에 대하여 좀 더 자세히 얘기해 달라고 했을 때 그는 말했다.

"그래요, 처음에 목 부분에서 약간 떨리는 것과 같은 느낌을 느꼈지만 그 느낌이 충분히 강하지 않아서 다른 느낌을 찾았어요. 그다음 배 부분에서 답답함이라고 할 수 있는 것을 느꼈지만 그것은 앉아있기 때문에 그럴 수 있다고 생각했어요. 그래서 다른 것을 찾았어요. 그다음 가슴 부분에서 팽창하는 느낌을 느꼈지만 그러한 방식으로 느끼기를 좋아하기 때문에 그렇게 느껴지는 것으로 생각했어요. 그다음 아무런 느낌도 일어나지 않았어요. 그렇게 두 눈을 떴고 '아무것도 느끼지 못했어요.'라고 말했어요."

감각느낌에 대해 미심쩍은 점을 선의로 해석해야 한다. 감각느낌이 그곳에 있다면 그것이 그곳에 있다고 생각해야 한다. 그리고 무슨 일이 일어나는지 보아야 한다.

묘사하기 위해 어려운 어떤 것을 느끼도록 하기

감각느낌이 확실히 그곳에서 있을 수 있지만 말로 표현하기가 어렵다. 그러나 자신에게 축하해야 한다. 이것이 포커싱을 발전하도록 한 연구에서 성공적인 심리치료와 연관된 경험이다. 사람들이 어떤 것을 느끼지만 처음에 그 느낌을 묘사하기 위해 말로 표현할 수 없는데, 이것은 심리치료에서 성공적인 결과와 같은 것이다.

감각느낌을 천천히 말로 표현하는데 시간이 걸리는 것이 사실 가치가 있다. 대부분 우리의 문화는 모호한 느낌에 대해 맞는 표현을 하기 위해 천천히 가는 과정을 존중하는 것을 가르치지 않았다. 그 느낌이 사실이든지 아니든지 간에 빨리 말하도록 하는 속도와 표현을 중요하게 여긴다. 따라서 우리는 말하고 설명하는 데 더 쉬운 방법을 선택하고 자기 내면에서 느끼는 진리를 계속해서 거부하기 때문에 자기 자신을 저버린다.

묘사하기에 어려운 어떤 것을 느끼면 그것을 인정하기 위해 "어떤 것"이라는 말을 사용해야 한다. "어떤 것을 느끼고 있어요." 이렇게 긍정적으로 인정하는 것이 빨리 묘사하기 어렵다 하더라도 느끼고 있는 것에 집중하는 것이다. 그다음 "~와 같은" 것과 같은 표현이나, "끈적끈적한 모피" 또는 "조마조마하고 매끄럽고 흥분하는" 것과 같은 단어의 합성도 찾도록 해야 한다. 중요한 것은 맞는 묘사를 찾는 것이 아니라 내면에 주의를 기울이는 과정이라는 것을 기억해야 한다.

2. 너무 많은 느낌들이 일어나고 있을 경우

"한 가지에 집중할 수 없어요. 너무 많은 것들이 일어나고 있어요."

오늘 주의를 끌기를 원하는 일들이 많이 있을 수 있다. 그 일들은 마치 당신이 방으로 걸어 들어가고 모든 사람이 당신의 주의를 끌기 위해 소리치고 있는 것과 같다. 당신의 주의를 몸에 집중할 때 혼란스러움을 느낀다면 "마음의 공간을 정리하기"(clearing a space)라고 부르는 하나의 포커싱 과정을 하고 싶을 수 있다.

마음의 공간을 정리하기에서 "어떤 것"으로 몰입하지 않아도 그것을 알게 될 때 "어떤 것"을 각각 인정하는 것이다. 각각의 어떤 것에 "안녕"이라고 말하고 당신이 나중에 그것을 다시 발견할 수 있도록 안전한 곳이 어디인지를 찾기 위해 각자에게 물어보는 것을 상상해 보아야 한다. 당신은 각각의 어떤 것을 당신의 외부에 둘 수 있다. 예를 들면 앞에 있는 베개나 선반 위에 각각의 어떤 것을 둘 수 있다. 당신은 그것이 무엇인지를 약간 알아야 한다. 또는 이미지나 묘사할 수 있는 말을 알기 위해 시간을 갖고 당신은 그것으로 돌아올 수 있어야 한다. 포커싱 일지에 간략하게 각각의 어떤 것을 적을 수도 있다. 각각의 것에 당신이 시간을 보내려고 한다는 것을 알도록 해야 한다. "알게 되기 위해 그 밖에 무엇이 필요하지?"라고 계속해서 묻고 발생하는 각각의 문제나 느낌과 함께 이 과정을 반복한다.

결국 생각하는 것보다 빨리 당신은 "그 밖에 무엇이?"라는 질문에 더는 대답할 수 없는 순간이 있을 것이다. 내면이 평화롭게 넓어진 느낌을 느낄 수도 있다. 그렇지 않다면 "배후에 느낌"이 있는지를 살펴야 한다. 그것은 그곳에 늘 있어서 더는 그것을 알아차리기가 더 어렵다. 그 느낌은 마치 벽지와도 같다. 얼마나 자주 당신 집 벽에 벽지의 색깔을 살피는가? "항상 피곤하거나" 또는 "항상 주제넘게 나서거나" 또는 "항상 슬프거나" 또는 그 밖에 무엇인가 "항상"을 느끼는 것이 일상적으로 되고 있다. 당신에 대해서 이처럼 어떤 것이 있는지를 살펴야 한다. 그다음 당신의 외부에 가야 할 안전한 곳 어딘가를 찾기 위해 또한 그 느낌에 물어야 한다.

마음에 공간을 정리하기 위해 가장 공통적인 어려움은 당신의 느낌들과 싸우고 그 느낌들이 원하지 않을 때 선반 위에 두려고 하는 것이다. 그 느낌들은 자발적으로 당신에게 떠나간다. 당신은 초대할 수 있지 강요할 수 없다. 어떤 것이 당신을 계속해서 붙잡고 있다면 잠깐 동안 내 주의를 기다리도록 하면서 "네(느낌)가 지금 당장 필요로 하는 것이 무엇이니?"라고 그 느낌에 물어야 한다.

3. 좋은 느낌이 들 경우

"포커싱이 문제에 관한 것인가? 좋게 느끼면 어쩌지?"

포커싱은 문제들에 관한 것이 아니다. 편안하고, 열려 있고, 평화롭고, 팽창적인 느낌 등을 느끼는 것처럼 좋은 느낌이 있고, 감각느낌으로 시작하는 풍부하고 생산적인 포커싱 시간이 있을 수 있다. 몸을 통해 포커싱 시간 처음에 어떻게 느끼는지를 살피고 있을 때 긍정적인 느낌들을 포함하도록 해야 한다. 그것들은 아무것도 아닌 것처럼 무시하지 말아야 한다. 긍정적인 느낌들은 아무것도 아닌 것이 아니다.

감각느낌인 것처럼 긍정적 느낌들을 다루어야 한다. "안녕"이라고 말하고 묘사하기에 적당한 말을 찾아야 한다. 그러고 나서 그 묘사한 것을 다시 점검해야 한다. 이러한 느낌들을 즐기고 음미하기 위해 시간을 가지는 것을 기억해야 한다.

질문 단계에서 긍정적인 느낌들은 약간 다르게 질문하는 것을 환영한다. "네(긍정적인 느낌)가 나에게 보여주거나 제시하기를 원하는 어떤 것이 있니?" 또는 "네가 내 삶에서 더 자주 있기 위해 무엇이 필요하지?"라고 묻도록 해야 한다.

동시에 긍정적이고 부정적인 느낌 둘 다 있다면 그 느낌들 중에서 선택해서는 안 된다. 단순히 긍정적 느낌 안에 있으면서 그곳에서 매우 긍정적이지 않은 느낌과 함께 있어야 한다. 예를 들면 브라이언은 가슴 부위에서는 따뜻한 느낌을 느끼고 배 부위에서는 답답한 느낌을 느꼈다. 브라이언은 둘 다 인정하고서 가슴 부분에서 느끼는 따뜻함을 즐기기 위해 시간을 가졌다. 그는 "따뜻함"이라는 느낌이 맞는 단어라고 점검했다. 브라이언은 따뜻함이 자신의 아이들에 대한 즐거움과 사랑에 연결된다고 느낄 수 있었다. 그런 다음에 그는 가슴 부분에 머물면서 자신의 주의를 배 부분에 있는 답답함으로 돌렸다. 브라이언은 배 부분에 있는 답답한 느낌에 집중하지 못했다. 자신의 가슴 부분에서 느끼면서 그곳에서 자신의 배 부분을 느꼈다. 이것은 긍정적인 느낌(따뜻한 느낌)이 아주 긍정적이지 않은 느낌(답답한 느낌)과 친구가 되도록 그를 도와주는 것과 같았다. 브라이언은 가슴 부분에 있는 긍정적인 느낌(따뜻한 느낌)을 사용해서 그 답답한 느낌의 관점으로부터 그 답답한 느낌이 무엇인지 주의를 기울이는데 시간을 가졌다. 그는 그의 가슴에 긍정적인 느낌을 사용해서 그가 답답한 느낌을 위해 호의적이고 연민적인 태도를 발견하도록 했다. 브라이언은 그의 배가 자신이 아이들이 모두 괜찮은지 하는 걱정으로 답답하다는 것을 알았다. 브라이언이 자신의 아이들이 모두 괜찮은지 하는 걱정을 듣고 있다고 배 부분에 말할 때 그곳이 편안해지기 시작했다.

4. 눈을 감고 몸에서 뭔가 느낄 때 이미지가 보일 경우

"눈을 감고 몸을 느낄 때 이미지를 보아요. 이미지들도 포커싱의 일부분인가요?"

이미지들은 포커싱의 일부분인 것이 확실하다. 이미지들의 활용을 지혜롭게 한다면 포커싱 과정이 진보할 수 있다. 하지만 경계해야 할 함정들이 있다.

환상적인 일련의 이미지들에 현혹되어서 몸의 느낌은 잊고 몸의 감각 느낌과 관련해서 느끼지 않고 내면의 영화와 같은 것을 보기만 한다.

이미지가 생길 때 그것이 몸과 관련되어서 생긴 것인지 두 눈앞에서 그 이미지를 보고 있는 것처럼 살펴야 한다. 이것은 중요한 질문이다. 몸과 관련한 이미지들은 "몸의 느낌 이미지들 (body felt images)"이라고 부른다. 예를 들면 다음과 같다.

- "배 부분에 이끼로 덮인 바위들이 있어요."
- "가슴 부분에 빨간 장미 한 송이가 있어요."

두 눈앞에 있는 이미지들은 "시각적 이미지"(visual image)라고 부른다. 예를 들면 다음과 같다.

- "어머니 얼굴이 보여요."
- "우리 안에서 왔다 갔다 하는 사자 한 마리가 보여요."

몸의 느낌 이미지 즉 몸에서 생기는 이미지가 있다면 문제가 없다. 감각느낌처럼 몸의 느낌 이미지를 다루어야 한다. 그 이미지에게 인사를 건네고 그것과 함께 앉아서 원한다면 질문해야 한다. 몸과 접촉하는 것에서 벗어나도록 하는 것은 시각적인 이미지다. 시각적 이미지가 있다면 몸에 그것을 보여주고 이미지를 어떻게 느끼는지 몸에 물어야 한다. 그 이미지를 버리지 말고 그 이미지에 몸의 느낌을 첨가하도록 해야 한다. 그 이미지가 변화하기를 원하면 몸이 어떻게 느끼는지 다시 물어야 한다. 원하는 만큼 많은 이미지를 가질 수 있다면 몸으로 돌아가서 어떻게 느끼는지를 계속해서 점검하는 것을 잊지 말아야 한다.

여기에 한 사례가 있다. 토니는 주의를 몸에 집중하고 "알려지기를 원하지 않는 것이 무엇이지?"라고 질문하면서 포커싱을 시작했다. 몸의 느낌이 생기는 대신에 우리에서 사자 한 마리가 왔다 갔다 하는 시각적 이미지가 생겼다. 그래서 "그 이미지를 볼 적에 몸에서 어떻게 느끼지?"라고 자신에게 물었다. 그는 가슴 부분에서 답답한 느낌이 있다는 것을 깨닫게 되었다. 답답한 느낌과 그 이미지에 집중했고 우리에서 사자 한 마리가 어슬렁거리는 이미지가 답답한 느낌과 맞아떨어지는지를 몸과 함께 다시 점검했다. 그 이미지가 답답한 느낌과 맞아떨어졌고 뒤이어서 이런 식으로 느끼고 있는 것이 자신의 삶의 일부분인지를 물었다. 토니는 직장에서 이런 식으로 느끼고 있다는 것을 깨달았다. 그는 가슴 부분에서 답답한 느낌이 있다는 것을 계속해서 깨달으면서 그 사자가 어떻게 느끼고 있는지 공감했다. 토니는 그 사자가 올가미에 걸려있고 안절부절못하게 느끼고 있다는 것을 깨닫게 되었다. 그는 가슴 부위에 있는 답답한 느낌과 함께 "올가미에 걸려있는"이라는 단어와 "안절부절 못하는"이라는 단어를 점검해보니 그것들이 잘 맞아떨어졌다. 그 포커싱 시간은 토니가 그 이미지와 몸의 느낌을 계속해서 깨달으면서 그 이미지와 몸의 느낌 중에 어느 것이 이 과정에서 변화할 수 있는가를 보면서 계속 진행되었다.

다른 한편 이미지들을 쉽게 얻는 사람들이 있는가 하면 그렇지 못한 사람들도 있다. 이것은 포커싱을 할 수 있는 것과는 아무런 상관이 없다. 이미지가 하나도 없어도 성공적으로 포커싱을 할 수 있다. 이미지가 생기면 포커싱에 포함할 수 있고 또 포함해야 하지만 이미지가 요구되는 것은 아니다.

5. 감각느낌이 무리한 것을 요구할 경우

"무엇이 필요한지 감각느낌에게 묻을 때 감각느낌이 내가 줄 수 없는 어떤 것을 요구하거나 내가 감각느낌에게 주기를 원하지 않는 어떤 것을 요구하면 어쩌지?"

감각느낌이 무엇이 필요한지를 묻는 것은 그것이 요청하는 것을 줄 수 있거나 주기로 약속하는 것을 뜻하지 않는다. 행동하는 것은 느끼고 깨닫는 과정으로부터 분명히 분리되어야 한다. 죤은 느낌으로부터 행동을 분리한 한 사람의 예이다. 자신의 화를 느끼도록 하는 것이 괜찮은지를 물었을 때 "안 괜찮아요. 내가 화를 느끼게 되면 이곳에 있는 유리창 모두를 깨부술지도 몰라요."라고 죤은 대답했다. 물론 행동을 하지 않고 느끼는 방법을 아직 알지 못했다.

당신은 그 분위기가 무엇을 요구하는지를 당신의 감각느낌에게 물을 때 당신의 목적은 그것이 어떻게 느끼는지를 듣고 감각느낌이 완전히 이해되도록 해야 하는 데 있다. 감각느낌이 필요로 하는 것을 얻었는지는 다른 질문이고 감각느낌이 필요로 하는 것을 아는 것으로부터 분리해야 한다.

포커싱을 하고 있을 때 당신은 늘 변화하는 과정과 연결된다. 이 순간에 맞게 느끼게 하는 것이 다음번에 그 밖의 어떤 것으로 발전할 수 있다. 그것은 특별한 단계에 지나치게 빠지게 되면 그 단계를 이해하지 못하는 원인이 된다. 당신의 내면세계가 불가능하거나, 불법적이거나, 위험한 어떤 것을 요청한다면, "그것을 할 수 없어."라고 대답하지 말아야 한다. 당신은 당신의 포커싱 과정을 멈추게 할 것이다. 당신의 내면세계가 원하는 것이 일어날까하는 문제들에 빠지지 않도록 해야 한다. 그 대신 당신의 내면세계가 뭔가가 일어나기를 원한다는 것을 인정하고 더욱 듣는데 전념해야 한다.

내 삶 안에서 필요로 하는 것에 대해 포커싱을 한다고 하자, 지금 당장 있어야 할 것은 단지 오늘 비행기를 타고 타이티로 간다는 느낌이 있다. 한 가지 가능한 반응은 좋은 생각이 아닌 이유를 몸에 모두 말하는 것이다. 하지만 그것이 더 나아지도록 돕지 않을 것이다. 그래서 나는 그러한 느낌을 인정만 하고 그것에 마음을 기울이고 더 이야기하도록 초대한다.

다음번으로 타이티에 관해 가장 맞는 것은 의무감 없이 아주 편안할 수 있다는 것을 느끼는 것이다. 그러고 나서 나는 그것에 관해 어떤 느낌이 더 있는지를 몸에 묻는다. 잠깐 나는 내 현재 삶이 정말로 의무감으로 꽉 차있음을 느끼는 것을 알고 있지만 그러한 느낌을 인정하지 않았다. 뒤이어서 나는 편안한 느낌이 들었고 타이티로 갈 필요가 이제는 없어졌다. 그러나 지금 나 자신에게 개인적인 휴식시간을 주는 것이 필요하다.

따라서 몸과 다투지 않도록 해야 한다는 것을 기억해야 한다. 당신은 몸이 말하는 것을 해야 하는 것은 아니며, 또한 아니라고 말할 필요도 없다. 그것이 어떤 것을 원한다면 "듣고 있어."라고만 말하고 계속해서 듣도록 해야 한다.

그렇지만 동전의 다른 면이 있듯이 행동하고자 하는 단계를 피하는 것이 포커싱에 장애가 될 수 있다. 만일 당신의 포커싱 과정이 행동하는 것이 옳다고 계속해서 당신에게 말한다면 그리고 당신이 그곳에서 벗어나지 못하는 행동을 한다면 당신은 포커싱에서 다음 단계로 넘어가지 못할 것이다. 포커싱 과정이 다음 단계로 넘어가지 못하는 것은 포커싱이 삶과 분리되어 있지 않기 때문이다. 행동은 삶의 부분이고 때때로 삶에서 행동은 포커싱 과정을 발달하게 하는 다음 단계이다.

예를 들면 당신은 당신의 일이 더 나아지기 위해 무엇을 할 것인지를 포커싱 하고 있고, 그 결과로 지역 유선방송에 전화해서 TV가 어떻게 잘 나올 수 있도록 하는지를 아는 것이다. 그러나 당신은 그 일을 하지 못했다. 다음번 포커싱 시간에 당신이 앉아서 같은 질문에 집중하자 같은 대답을 얻었다. 물론 당신은 어떻게 전화하는지에 집중할 수 있다. 하지만 어떤 점에서 당신은 삶의 부분이 더 나아지기 위해 행동을 해야 한다.

그 행동은 내적 비평가가 요구하는 커다란 단계이어서는 안 된다. 그 행동이 작은 단계라도 발전적인 단계를 위해 몸에 질문하는 것이 더 낫다. 나는 자신이 얼마나 외롭고 사람들을 만나는 것이 얼마나 힘든지에 집중한 한 남자의 이야기를 들었다. 그 남자는 긍정적으로 발전할 수 있는 것을 몸에 물었다. 그 대답은 "너무 무서워서 실제로 학교에서 춤 시간에 참여하지 못하지만 나는 전화해서 그 시간이 언제인지 알 수 있어." 그래서 그는 학교로 전화를 했다. 그다음 주 그 사람은 포커싱을 했고 "너무 무서워서 실제로 그 춤 수업에 들어가지 못하지만 가서 문으로 들여다볼 수 있어." 그래서 그는 학교에 가서 춤 수업을 하고 있는 교실 문으로 안을 들여다보았다. 다음 주에 그 사람은 쉽게 춤 수업에 참석했다. 그 학기 끝에 그는 사람들을 만났고 좋은 시간을 보내고 있었다.

6. 내 자신에 관해 나쁜 느낌이 들 경우

"포커싱 하고 있을 때, 나 자신에 관해 나쁘게 느끼면서 시작해요."

당신의 내적 비평가는 가혹한 목소리이어서 "왜 내가 좋다고 생각해?" "내가 모든 것에서 선택한 것처럼 이번에도 실패할 거야."와 같이 수치스러운 비난을 하면서 공격한다. "당신에게 있는 이기적인 면을 버리지 않으면 사람들은 결코 당신을 좋아하지 않을 거야." "그렇게 느껴지니 얼마나 바보스러워요?" "그렇게 정확하지 못하나!" 등 내적 비평가가 어떻게 소리를 내고 느끼게 하는지 기억하기 위하여 잠시 시간을 가져야 한다. 당신에게 내적 비평가가 있다. 우리 모두 가지고 있다.

"비평가의 공격"을 받고 있으면 아주 나쁘게 느낄 수 있다. 당신이 이렇게 사랑스럽지 않은 내면의 목소리로부터 당신을 엄습하는 나쁘고 옳지 못하다는 비난에 휘청거릴 때 당신의 몸 전체가 두들겨 맞은 것처럼 느낄 수 있다. 당신의 커다란 일부분은 이것을 사실로 믿는다. "너는 나빠, 너는 잘못되었어!" 이러한 영향에서 벗어나기 위한 첫 번째 단계는 무슨 일이 일어나고 있는지를 확인하는 것이다. "이것이 나의 비평가이지."라고 말하도록 해야 한다. 내적 비평가에게도 인사를 건네도록 해야 한다.

일단 진실한 목소리라기보다 당신의 일부분으로 내적 비평가를 확인하면 내적 비평가를 없애고자 하는 유혹을 받을 수 있다. 당장에 그것을 밀어낼 수 있을지도 모른다. 하지만 내적 비평가를 밀어내어서 편안해지는 것은 단지 일시적일 뿐이다. 왜냐하면 정말로 어떠한 것도 해결하지 못했기 때문이다.

비평가는 사랑과 수용이 단절되어서 치유하지 못한 당신의 일부분으로 생각해야 한다. 그것은 오랫동안 사랑받지 못했기 때문에 잔혹하게 말한다. 그것은 더 이상 단절시키는 것이 아니라 당신의 삶을 통합하고 당신의 삶에 포함시켜야 한다. 하지만 통합되어야 한다는 것도 비난하는 목소리 아래에 있는 것인데 그것은 비난이 아니라 느낌이다.

그 비난은 항상 어떤 것을 두려워한다. 그것에게 인사를 건넨 후에 "두려워하는 어떤 것이 있니?"라고 부드럽고 동정적으로 그 비난에게 묻도록 해야 한다. 그 비난이 두려움을 표현할 때 그것들을 들어야 한다. "듣고 있어."라고 말하는 것 외에 응답하지 않도록 해야 한다. 그러고 나서 "원하고 있는 것이 무엇이니?"라고 물어야 한다. 이렇게 하면 비평가의 선물(Critic gift)을 받을 것이고 그것의 공격으로부터 스스로 해방될 것이다(7장에서 "내적 비난과 좋은 관계 형성하기"를 참조하기를 바란다.).

7. 내면의 의심자가 의심을 일으킬 경우

"이것을 만들면 어쩌지?"

포커싱을 하는 동안에 그 의심자는 당신의 경험이 실제가 아니고 조작하고 있거나 아무것도 일어나지 않는다고 말하는 목소리이다. 익숙한 소리인가? 사람들 대부분은 포커싱 중에 때때로 이렇게 질문하는 내적 목소리를 우연히 만나게 되고 논리적으로 우리의 삶을 통제하려고 하는 사람들은 의심자의 목소리를 더 잘 듣는다. 바바라 맥가빈은 그 의심자를 "당신의 경험 모두가 실제라고 확신시키고 싶은 당신의 일부분"이라고 부른다.

당신의 경험 모두가 현실이나 실제라고 확실하게 하는 것은 가치 있는 이유이다. 문제는 그 의심자가 도움이 되는 방식으로 질문을 제기하지 않는다. 그 의심자가 관심을 두고 있는 한 어떤 것이 의심스러울 수 있다면 그 의심자가 그것을 의심한다. 그러나 내 상상 밖에서 이 모든 것을 형성할 수 있다. 내가 그렇지 않다는 것을 어떻게 알지?

그 의심자는 자신이 일으킨 의심을 해결할 수 없다. 의심자는 해결할 수 있는 방법이 없다. 그 의심자는 의심하고 있는 경험의 실제를 확인할 방도를 알지 못한다. 그것은 단지 의심한다. 하지만 포커싱은 당신의 경험을 확인할 방도가 있다. 당신의 몸에 주의를 기울이고 그곳에서 점검할 것이다.

그 의심자가 포커싱 시간 초기에 나타나 당신이 감각느낌을 실제로 느꼈는지를 의심한다면, "어느 것이든 무엇이다(Anything is something)." 라고 자신에게 말하도록 해야 한다. 올바른 감각느낌이나 진정한 감각느낌이 있는지를 분석해야 한다. 편견을 가지지 않도록 해야 한다. 깨닫고 있는 것이 무엇이든지 단지 함께 있고 그것을 따라야 한다. 당신은 어딘가에서 얻을 것이다. 자신을 믿어야 한다.

당신이 느끼고 있는 것이 감각느낌으로부터 '실제로' 오는 것인지 또는 생각이나 상상으로부터 오는 것인지를 의심하게 할 수 있다. 당신은 몸으로 돌아가서 거기서 일어난 것이 무엇이든지 점검하고 그것이 옳게 느껴지는지를 보아야 한다. 기억해야 할 것은 그것이 어디에서 일어나든지 상관이 없다. 중요한 것은 그것이 맞게 느끼는가이다.

의심자가 포커싱 시간 끝날 무렵에 올 수 있다. 한 강좌에서 어떤 여인이 반전에 반전을 하면서 놀라운 포커싱 시간을 보냈다. 그 포커싱 시간이 끝난 후 그 여인은 두 눈을 뜨고 "너무 안 좋아서 이 시간이 나에게 아무런 도움이 안 되었어요."라고 말했다. 모두 어이가 없었다! 최악의 경우에 그녀가 말한 것은 의심자였다. 당신은 의심자가 의심하도록 한다면 그것은 당신이 포커싱으로부터 받은 것이 무엇이든지 없애버리는 것을 기뻐할 것이다. 단지 기억해야 할 것은 의심자가 진실을 말하지 않는다는 것이다. 그것은 의심될 수 있는 것은 무엇이든지 의심한다. 몸에 집중해야 한다. 진실이 있는 곳은 몸이다.

8. 머리 부분에서 대답할 경우

"감각느낌에 물었을 때 머리 부분에서 대답해요."

당신이 몸에서 감각느낌에 관한 질문을 할 때 머리 부분(즉 논리적으로 생각하는 능력)이 대신 대답할 수 있다. 논리적 대답은 천천히 오기보다 빨리하는 경향이 있고 새롭거나 놀라운 어떤 것이라기보다 당신이 이미 알고 있는 것일 수 있다.

당신이 질문에 빨리 답을 얻는다면 머리에 도와줘서 고맙다고 하고 나중에까지 기다려 달라고 요청하고 나서 몸에 다시 질문하도록 해야 한다.

하지만 당신이 잠깐 동안 그 감각과 있었던 후에 어떤 생각이 마음에서 일어난다면, 그 생각이 맞는지를 알기 위해 그 감각과 함께 점검해야 한다. 이것이 당신의 대답이 이번에 당신에게 일어나기를 원한 방법일 수 있다. 맞는 단어가 온다면 당신은 몸과 점검하기 전에 알 필요는 없다. 그것은 몸과 점검하기 위한 것이다. 내적 의심자에 대한 이전의 내용을 참조하길 바란다.

9. 인내심이 없을 경우

"포커싱 과정을 하는 동안 인내심이 없어요."

인내심이 없는 것은 내적 과정을 서두른 결과일 수 있고 그것은 포커싱을 하는데 하나의 걸림돌이다. 인내심이 없고 짜증을 내거나 서두르면서 감각느낌에 접근하고 있는지를 확실하게 살펴보아야 한다. 짜증을 내거나 서두르면서 감각느낌에 접근하고 있다면 그것을 인정해야 한다. 당신이 다른 곳에서 감각느낌에 관한 느낌과 인내심이 없는 것 모두 가질 수 있는지를 보아야 한다. 필요하다면, 당신은 인내심이 없는 것 자체에 집중하기를 원할 수 있다. 한 여인이 "무엇 때문에 울고 있는지 나에게 말하지 않으면 혼날 줄 알아."라고 말하는 아버지의 기억을 발견하게 된다. 그 여인은 내면에 집중하고 다음과 같은 태도로 감각느낌에 접근하고 있었다. "지금 당장 네가 무엇인지, 또는 그 밖에 무엇인지를 나에게 말해라."

당연히 이러한 태도는 포커싱을 하는 것을 더욱 어렵게 했다. 하지만 이 것을 깨달은 후에 인내심이 없는 상태는 편안해졌다. 그녀는 알려지지 않고 불명확한 것에 그녀의 감각이 있도록 시간을 더 주었다.

10. 두려움이 엄습할 경우

"발견한 것에 대해 두려워요."

당신의 몸에서 발견할 수 있는 것에 대해 두려워한다면 매우 도움이 되는 특별한 움직임이 있다. 물론 단지 자신에게 두렵지 않다고 말하는 것은 도움이 안 될 것이다. 하지만 할 수 있는 것은 두려운 쪽으로 향해 그것에 집중하는 것이다. 부드럽고 동정적인 주의를 두려워하는 부분에 집중해야 한다. 두려워하는 부분과 함께 앉아서 그것이 어떻게 느끼는지를 더 말하도록 그것에게 요청해야 한다.

여기서 예상되는 두 개의 장애가 있다. 두려움이 있기 때문에 포커싱을 멈추어야 한다고 생각하는 경우와, 어딘가로 가기 위해 두려워하는 것을 밀치고 지나가야 한다고 생각하는 경우다. 실제로 두려움과 시간을 보내면서 당신은 어떤 것을 놓치고 있지는 않는다. 당신은 몸이 당신이 있어야 하는 곳에서 정확하게 포커싱을 하고 있는 것이다.

당신이 닫힌 문 앞에 한 어린아이와 함께 서 있다고 상상하자. 당신은 그 문이 열리고 안으로 들어가기를 원한다. 그 아이는 두려워하고 있다. 당신은 그 아이를 억지로 들여보내지 못하겠지만 들어가는 것을 포기해서는 안 된다. 당신은 아이 옆에 무릎을 꿇고 팔로 아이를 감싸고 "애야,

무엇이 그렇게 두려운지 말해 줄래?"라고 말해야 한다. 그것이 두려움을 다루는 올바른 방법이다.

11. 동시에 여러 가지 감각느낌이 형성될 경우

"한 번에 두 개의 감각느낌이 형성되면 어쩌지?"

동시에 두 개(또는 두 개 이상)의 감각느낌을 얻게 되는 일이 일어날 수 있다. 보통은 몸의 다른 부분에서 발생한다. 이럴 때 둘 다를 존중하고 공간을 마련하는 것이 중요하다. 왜냐하면 둘 다 중요하기 때문이다.

우선 각자에게 안녕이라고 말해야 한다.

그다음 몸에서 "잠깐 두 개의 감각느낌과 함께 머무는 것이 옳은 느낌인지 또는 지금 당장에 그들 중의 하나가 나를 더 요청하고 있는가?"라고 몸에 질문해야 한다. 감각느낌 중 하나가 먼저 함께하기를 요청하더라도 나중에 다른 하나의 감각느낌과 함께 시간을 보내야 한다. 다른 하나의 감각느낌을 인정하는 것이 또한 좋다.

12. 집중력을 잃을 경우

"집중력을 잃어요. 그 과정에 머무는 것이 힘들어요."

포커싱을 하는 동안 집중력을 잃어버리는 것은 가장 공통적인 어려움

중의 하나이다. 마음이 이리저리 헤매고, 멍해지고, 무엇을 하고 있는지 잊어버리고, 온갖 망상에 빠지고, 앞날에 대해서 생각하기 시작하고……. 그러고 나서 정신을 차리면 내적 비평가가 찾아와서 "이것은 희망이 없어! 포커싱을 결코 할 수 없어! 포기하는 것이 나았을 거야!"라고 말한다.

포커싱 하는 동안에 집중을 계속하도록 하는 몇 가지 기술을 살펴보도록 하겠다. 사람들 대부분은 어떤 식으로든 활동적인 방식과 관련되어 있다. 전통적으로 포커싱을 하는 방법은 명상하는 방법과 비슷하다. 똑바로 앉아 두 눈을 감고 주의를 조용히 내면으로 돌린다. 하지만 포커싱을 하기 위한 더욱 적극적 방법이 있어, "전통적인" 방법보다 더 쉬운 다음 네 가지 방법들 중의 하나를 선택할 수 있다.

첫째, 말하기

당신이 포커싱을 하고 자신에게 주의를 기울이는 동안 크게 말할 수 있다. 다른 통로(두 귀)를 통해서 자신에 대해 듣고 좀 더 쉽게 당신이 한 말을 다시 점검할 수 있다. 당신이 경험한 것을 큰 목소리로 표현하는 행위는 마음을 집중하도록 도움을 줄 것이다. 당신은 많은 것들을 숫자로 세어본 적이 있는가? 당신은 큰 소리를 내어 숫자를 세면 숫자를 세고 있는 곳이 어디인지를 기억하는 것이 더 나을 수 있다는 것을 깨닫는다. 여기서 그 원칙은 같다. "지금 바로 가슴 부분에서 답답함을 느끼고 있어요."와 같이 말해야 한다. 당신이 말한 것이 옳게 느껴지는지를 살피고 그곳을 계속해서 살펴야 한다.

당신은 녹음하면서 또한 말할 수 있다. 녹음한 것은 당신이 재생하든지 안하든지 말한 어떤 것을 당신에게 다시 들려줄 수 있다. 당신이 녹음한 것을 다시 듣고 나면 자신이 그렇게 느낀 것처럼 몸이 어떻게 느끼는지를 알 수 있다.

둘째, 글쓰기

포커싱은 자기 탐색에 도움이 되는 방법과 잘 맞는다. 일지를 계속해서 쓰거나 글쓰기와 관련해서 포커싱을 할 적에 당신 앞에 종이 한 장이나 포커싱 일지를 두어야 한다.

묘사하기, 질문, 그 밖에 중요하게 느끼는 것에 대한 핵심 단어들을 적어야 한다. 당신이 집중력을 잃게 되면 두 눈을 뜨고 자신이 쓴 마지막 것을 읽어 보자.

포커싱 시간을 계속해서 기록하는 것은 진행되는 과정을 알게 하고 중요한 핵심적인 깨달음을 기억하도록 돕는다. 포커싱 하는 시간 동안 기록하지 않더라도 당신은 나중에 포커싱 일지를 쓰기를 원할 수 있다. 포커싱 일지는 내면 작업의 기록이다.

포커싱 하는 동안에 손이나 컴퓨터로 계속해서 기록하는 것이 편안한 사람들도 있다. 기록하는 것은 다음과 같이 어떤 것이 진행될 수 있다. "지금 바로 몸에서 나는 어떠하지? 나는 오늘 힘든 날이고 가슴 부분이 그것에 대해 매우 답답한 것을 느끼고 있어. 한번 볼까, 가슴이 답답한 것인지? 아니야, 그것은 내 안에 압박이 있는 것 같아. 그것이 작업에서 압박을 느끼는 모든 일을 생각하도록 해. 그 보고서는 기한이 지났지만 그것에 열중할 수 없어. 나는 그것이 중요하다고 확신이 전혀 안 돼. 그것이 가슴에 있는 압박에 대한 것인가? 아니야, 그것은 맞지 않아. 그것은 다른 어떤 것이야……."

셋째, 그림 그리기

특히 감각느낌이 시각적 상태라면 몸에서 느낀 것을 보고 그리도록 해야 한다. 편안하게 여기는 물감, 크레용, 파스텔, 팬, 연필 등 도구를 사용해야 한다. 당신은 내면에서 느끼고 있는 것을 찰흙으로 형상을 만들기를 원할 수도 있다.

당신이 그릴 적에 감각느낌이 맞게 느끼고 있는지를 살피면서 그리고 있는 것과 느낌을 비교해야 한다. 느낌과 들어맞기 위해 필요하다면 계속하여 그리기를 바꾸어야 한다. 포커싱 시간 후나 포커싱 시간 동안에 중요한 이미지나 상징을 그리고 그것들을 포커싱 일지에 기록하는 사람들도 있다.

넷째, 산책하기

당신은 포커싱을 하기 위해 앉아 있을 필요는 없다. 당신은 산책하거나, 설거지하거나, 주의를 많이 요구하지 않는 일상적인 일을 할 수 있다. 나는 포커싱을 이런 식으로 하는 것을 좋아한다. 나는 집중력을 잃으면 자신에게 내적 비평가가 공격하지 않도록 했다. 그 이유는 내가 포커싱을 할 준비가 되어 있지 않다고 생각하기 때문이다. 단순히 산책하는 동안 나는 또한 포커싱을 할 수 있다. 나는 멈추어서 아름다운 꽃들을 바라보고 교차로에서 양쪽을 살핀다. 그러고 나서 시간을 보내면서 함께하고 있는 감각느낌으로 다시 돌아온다. 나는 육체적 활동에서 실제로 포커싱 하는 것을 향상시키고 생기를 되찾게 하는 것을 발견한다.

다섯째, 친구와 함께 포커싱 하기

집중력을 유지하는 가장 이상적인 방법은 친구와 함께 포커싱을 하는 것이다. 그것은 다음 장에서 다루게 될 것이다.

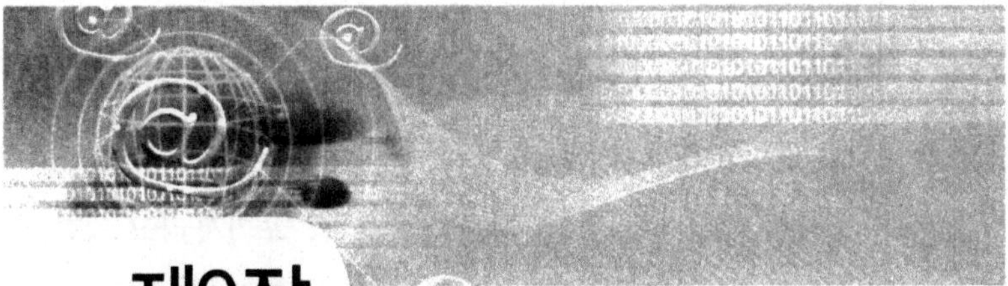

제9장
친구와 함께 포커싱 하기

당신은 필요할 때 언제든지 포커싱 하는 방법을 배웠다. 포커싱을 하기 위해 다른 사람의 도움이 필요하지 않다. 그렇지만 삶에서 많은 활동이 그러하듯이 친구와 포커싱 할 때 포커싱이 더욱 재미있다. 또한 더욱 유익할 수가 있다. 이 책의 나머지 세 장은 다른 사람과 포커싱을 하는 방법에 관한 것이다. 이 장에서 친구와 함께 포커싱 하는 방법을 배울 것이다. 다음 장에서 당신이 심리치료자라면 포커싱을 실제 상담에 어떻게 적용하는지를 배우고, 마지막 장에서 당신이 내담자라면 포커싱을 심리치료에 어떻게 적용하는지를 배우게 될 것이다.

1. 포커싱에서 두 사람 관계

당신과 친구가 포커싱을 함께 연습하기로 동의할 때, 포커싱 파트너 관계가 형성된다. 포커싱 파트너 관계에서는 동등하게 역할을 교체하는 것이 중요하다. 이 관계는 한 사람이 비용을 내고 다른 한 사람은 주의를 기울이는 심리치료와는 다르다. 포커싱 파트너 관계에서 당신과 친구는 동등하게 시간을 나누고 두 가지 역할을 번갈아 한다.

두 가지 역할은 "포커싱을 하는 친구"(Focuser: '포커서'라고 칭함)와 "듣는 사람", 즉 포커싱을 하는 사람의 동반자로 되어있다. 포커싱 파트너와 함께 포커싱을 할 때 한 파트너는 듣는 사람이고 다른 쪽은 포커싱을 하는 사람이다. 그다음 서로의 역할을 교체해서 포커싱을 하게 된다.

포커싱을 혼자 하는 경우와 다른 중요한 점은 포커싱을 하는 사람으로서 당신은 느끼고 있는 어떤 것을 최소한 묘사하고 무엇이 진행되고 있는지를 크게 말해야 한다. 크게 말하는 것이 포커싱을 하는 것에 집중하도록 돕고 감각느낌에서 벗어나지 않도록 돕는다는 것을 알게 될 것이다. 하지만 말한 것이 포커싱에 도움이 되지 않고 오히려 포커싱을 하는 것을 방해한다고 느낀다면 말하지 말아야 한다. 당신의 책임은 포커싱 과정에 있는 것이지 듣는 사람을 즐겁게 하는 데 있지 않다. 이제 듣는 사람의 역할에 대해 살펴보자.

2. 함께 있기

듣는 사람이란 우선 자기답게 있는 것을 의미한다. 친구 반대편에 편안하게 앉아서 그 친구를 위해 어떤 의견을 제시하지 않도록 해야 한다. 당신은 친구가 하는 것들을 변화시킬 필요가 없다. "좋은" 포커싱 시간을 가질 수 있는 의견을 제시할 필요가 없다. 당신의 일은 단지 그곳에 있는 것이다. 이것을 표현할 수 있는 한 가지 방법은 "거리를 유지하는 것"

(holding the space)이다. 당신의 일은 거리를 유지하는 것이다.

듣는 사람으로서 주의를 몸에 집중하기 위해 시간을 좀 갖는 것이 좋다. 의자에 앉아 있는 몸의 접촉을 느끼고 목, 배, 복부와 같은 몸의 한가운데 부분을 깨닫고 있어야 한다. 지금 바로 감각느낌을 느낀다면 그것에 인사를 건네도록 해야 한다. 감각느낌에게 자신의 차례는 조금 후에 올 것이라고 알도록 해주어야 한다.

이때 주의를 포커싱을 하는 사람인 친구에게 돌려야 한다. 잠시 시간이 지나서 친구가 말하기 시작할 것이고 그 후에 당신이 들은 것을 친구에게 들은 대로 다시 말해야 한다. 이 친구가 발견한 보물에 감사하는 태도를 기꺼이 환영해야 한다. 당신의 마음을 고요한 호수와 같도록 해서 그 친구가 진행하는 실재를 반영하기 위해 기다리고 있어야 한다.

3. 당신은 비전문가

다른 사람의 포커싱 과정에 동반자로서 가장 어렵고 그러면서도 가장 중요한 것은 '당신이 전문가가 아니다.'라는 것을 기억하는 것이다. 당신은 치유하는 사람이 아니다. 당신은 그 친구의 삶을 고치는 사람도 아니다.

대부분 사람과 마찬가지로 당신에게 있어서 포커싱 파트너 관계는 새로운 느낌일 것이다. 우리는 친구의 문제를 듣고 제안하는데 익숙해 있다. 우리는 돕고자 한다. 우리는 다른 사람의 문제에 관여하고 친구의 문제 중 일부를 함께 짊어져야 한다고 생각한다.

그 외에도 다른 사람의 문제에 관여하는 것이 적절한 때가 있다. 예를 들면 내 친구는 좋은 치과를 찾을 때 어려움이 있다고 나에게 말할 수 있고 나는 좋은 치과를 알고 있을 수 있다.

하지만 누군가와 포커싱을 하도록 돕는데 있어서 "해결사"의 태도는 전혀 도움이 되지 않는다. 당신은 포커싱 과정을 방해하게 될 것이고 또한 피곤하게 될 것이다. 의자에 깊숙이 앉아 포커싱을 하는 사람이 그 포커싱 시간과 그 자신의 삶에 책임이 있는 사람이라는 것을 기억하는 것이 훨씬 더 편안하게 하고 실제로 훨씬 더 도움이 된다. 당신은 그 동반자이다. 당신의 일은 함께 있어주는 것이다.

4. 실제적인 듣기

포커싱을 하는 사람에게 동반자로서 첫 번째 일은 함께 있는 것이다. 두 번째 일은 듣는 것이다.

듣는다는 것이 어렵고 새롭다는 것을 알 수 있다. 우리는 얼마나 자주 생각하지도 않고, 분석하지도 않고, 판단하지도 않고, 뭐라고 응답해야 할지 계획하지 않고서 단지 듣는가? 당신은 듣는 사람으로서 듣는 연습을 하지 않았다는 것을 알 수 있다. 듣는 연습을 충실히 했다면 당신은 듣는 것이 당신에게 아주 유익하다는 것을 확실하게 알게 될 것이다. 다른 일 중에 듣는다는 것이 당신의 혼란스러운 마음을 정리해 준다.

하지만 듣는다는 것이 또한 쉽다는 것을 분명하게 말할 수 있다. 듣는다는 것은 단순하고, 편안하고, 현재 시간에 확실히 함께 있어야 한다. 포커싱을 하며 다른 사람의 이야기를 듣는 것이 내가 해야 하는 가장 명상적인 일들 중에 하나이다.

실제적 듣기란 당신의 파트너가 당신이 듣고 있다는 것을 알고, 당신의 파트너가 포커싱 과정을 더 발전시키도록 하기 위해 당신의 경청을 활용할 수 있는 그러한 방식으로 듣는 것이다. 이것은 단순히 "말하는 것을 되돌려 주거나," 포커싱 파트너가 말하고 있는 것을 "반복해서 되돌려" 말하는 것을 의미한다. 당신의 파트너가 "슬프게 느껴요."라고 말할 때 경청자인 당신은 "슬프다고요."라고 말한다. 당신의 파트너가 "내 목 부분에 답답함을 느껴요."라고 말할 때 당신은 "목 부분에 답답한 느낌이 있다고요."라고 말해준다. 당신의 역할은 포커싱 파트너가 듣기를 필요로 하는 말이나 느낌을 반영해 주는 것이다.

이것은 처음에 약간 이상하게 느낄 수도 있을 것이다. 당신이 앵무새나 녹음기처럼 소리 내고 있는 것이 이상할 수 있다. 하지만 당신의 파트너와 위치를 바꾸어 포커싱 할 때까지 단지 기다려야 한다. 누군가가 당신의 말을 반복해서 되돌려 말하는 것이 얼마나 놀라운 느낌인지를 발견할 때까지 기다려야 한다. 그리고 그 이상은 아무것도 없으므로 당신이 당신의 느낌을 더 깊게 탐색할 수 있는 혜택을 누린다. 이것은 잘 듣는다는 것이 그만한 가치가 있다는 것을 알게 되는 때이다.

5. 포커싱 하는 친구는 파트너의 말을 듣기

경청의 중요한 핵심은 경청자가 가지고 있는 전문가적인 의견으로 아무것도 하지 않는다는 것이다. 포커싱에서 경청의 중요한 점은 포커싱 하는 친구(포커서, Focuser)는 경청자인 파트너가 자신의 말을 되돌려주는 것을 듣고 그 말이 맞는지를 확실하게 하기 위해 내면에서 이 말을 점검하는 것이다. 당신이 포커싱을 할 때 당신은 자신이 처음에 묘사하기 시작한 곳인 몸의 부분에 당신의 파트너가 반영한 말을 들으면서 몸의 감각을 다시 확인할 수 있다.

만일 당신이 목 부분에 답답하게 느끼고 경청자인 파트너가 "당신의 목 부분에 답답한 느낌이 있군요."라고 당신의 말을 되돌려 준다면 "그래요, 그것이 내가 말한 것이에요."라고 퉁명스럽게 말하지 말아야 한다. 이것은 친절함을 따지는 자리가 아니다! 진지하게 목 부분으로 돌아가서 "답답함"이란 단어를 살피고 그 단어가 정말로 들어맞는지를 보아야 한다. 그 단어가 들어맞다면 좋은 것이다. 그것은 느낌과 함께 머물고 더욱 잘 듣도록 도울 것이다. 하지만 "답답함"이 실제로 아주 잘 맞지 않을 수 있다. 그것은 "억압하는 느낌", "답답한 느낌", "무모한 느낌"일 수 있다. 경청자인 파트너가 되돌려서 말해 주고 있는 자신의 말을 듣는 것이 당신을 위해 진실한 느낌에 더 가까이 갈 수 있도록 도울 것이다.

6. 들어야 할 내용

당신이 경청자의 역할을 할 때 당신은 포커싱하는 친구가 말한 모든 것을 되돌려서 말하고 싶지 않다. 매우 어려움을 주는 한 가지 경우는 포커싱 하는 친구가 특히 말을 많이 하는 것이다. 내가 듣는 것을 어려워할 필요는 없다고 말한 것을 기억해야 한다. 그래도 당신이 듣기 어렵다면 더 열심히 듣고 있을 수 있다.

당신이 모든 것을 되돌려서 말하지 않아도 된다면 당신은 무엇을 들어야 하는지 그리고 무엇을 되돌려 말해 주어야 하는지를 선택할 필요가 있을 것이다. 여기 무엇을 들어야 하는지에 대해 몇 가지 조언들이 있다.

느낌과 감정

포커싱을 하는 당신의 파트너의 느낌과 감정을 다시 말해 주어야 한다. 느낌은 "답답함", "갑갑함" 또는 "조마조마함"과 같은 몸의 단어를 포함할 수 있고 "두려운", "미친" 또는 "기뻐하는"과 같은 단어도 포함할 수 있다. 그 단어들 자체로 다시 말해 주어야 한다. "당신은 두려움을 느끼고 있군요." 또는 "당신은 그 부분을 답답하게 느끼고 있군요."와 같은 짧은 문장으로 그것들을 다시 말하는 것이 더 나을 수도 있다.

포커서 : 두려워요. 왜냐하면 이 사업계획을 끝마칠 수 있을지 모르겠고 거기에는 많은 일들이 있기 때문이에요.

파트너 : 당신은 지금 당장 두려움을 느끼고 있군요.

현재 느끼고 있는 것을 듣기

포커싱을 하는 당신의 파트너가 어제 또는 지난주에 느꼈던 것과 반대로, 당신의 파트너가 "지금 이 순간에" 느끼거나 감지하는 것을 다시 말해 주어야 한다.

포커서 : 가슴 부분을 가로질러서 답답함을 느끼고 있는데, 어제 매우 편안하게 느끼고 있던 부분과 같은 부분이에요.

파트너 : 지금 이 순간에 가슴 부분을 가로질러서 답답함을 느끼고 있군요.

마지막 말을 듣기

포커싱을 하는 당신의 파트너가 많은 말을 할 경우, 당신이 다시 말하기 위해 잠시 멈추고 모든 것을 기억하려고 걱정하지 말아야 한다. 포커싱을 하는 당신 파트너가 말한 마지막 말을 다시 말하는 것이 대체로 가장 도움이 된다.

포커서 : 가슴 부분에 이 무거움이 모두 무엇 때문인지를 정말 모르겠어요. 대학에서 일 년 동안 느꼈던 일을 기억나게 해요. 전 남자친구와 헤어졌고 그 후에 내 삶이 외로울 것으로 생각했어요. 아! 알겠어요. 그 느낌은 이사 가려고 하는 친구인 폴라와 관계가 있어요. 폴라와 같은 친한 친구를 다시는 만날 수 없을 거로 생각하는 어떤 것이 내 안에 있어요.

파트너 : 폴라와 같은 친구를 아마도 다시는 만날 수 없을 거라고 생각하는 어떤 것이 당신 안에 있군요.

반복하는 말을 듣기

포커싱 하는 친구인 포커서가 어떤 말을 반복하면, 이는 포커싱 파트너로부터 그 말을 곰곰이 다시 듣고 싶어 하는 신호이다. 경청자인 파트너는 감정을 표현한 말이나, 현재 느끼고 있는 것이나, 마지막으로 표현한 말이 아닌 어떤 것이라도 두 번 들은 말이 있으면 그것을 다시 말해 주어야 한다.

포커서 : 난 두려워요. 그 이유는 이 사업계획을 마칠 수 있을지 모르겠어요. 이 사업계획을 하기 위해 거기에는 많은 일들이 있기 때문이에요.

파트너 : 당신은 두려움을 느끼고 있군요.

포커서 : 왜냐하면, 거기에는 많은 일들이 있기 때문이에요.

파트너 : 왜냐하면, 거기에는 많은 일들이 있기 때문이군요.

7. 발전된 경청

발전된 듣기(advanced listening)는 포커싱의 수용적 태도를 촉진하기 위해 경청자인 파트너가 포커싱을 하는 친구의 말을 약간 바꾸거나 추가하는 것을 뜻한다.

"당신이 느끼는 일부분"

"나는……. " 또는 "내 느낌은……." 하고 포커싱을 하는 친구가 말할 때마다 경청자인 파트너는 "당신의 일부분은……." 또 "당신이 느끼는 부분은……."라고 다시 말해도 된다. 이것은 포커싱을 하는 친구인 포커서가 자신의 느낌과 분리해서 경험하도록 하고 그 느낌에 쉽게 압도되지 않기 위해서인데, 단순하지만 크게 도움이 된다.

포커서 : 내 인생에서 일어난 모든 상실 때문에 너무 슬퍼요.
파트너 : 당신의 일부분이 당신 인생에서 일어난 모든 상실 때문에 너무 슬프군요.
포커서 : 한 번에 많은 일이 일어날 때 미칠 것만 같은 느낌이에요.
파트너 : 당신의 일부분은 많은 일이 일어날 때 미칠 것만 같은 느낌이 들고 있군요.

"어떤 것"이라는 말을 듣기

"어떤 것"이라는 단어는 경청자인 파트너나 포커싱 하는 친구에게 황금과 같은 가치가 있다. 그것은 경청자인 파트너가 아직 묘사할 수 없는 몸의 감각에 동반자가 될 수 있도록 한다. 어떤 것이라는 단어는 포커싱 하는 친구가 자신의 주의를 모르는 어떤 것에 집중하기보다 느끼는 어떤 것에 집중하도록 돕는다.

포커서 : 목 부분에 있는 이 느낌을 뭐라고 해야 할지 모르겠어요.
파트너 : 목 부분에서 "어떤 것"을 느끼고 있군요.

여기서 주목해야 할 것은 "나는 잘 모르겠어요."는 머리에서 나온다는 것이다. "어떤 것이 느껴지고 있어요."라는 표현은 몸에서 일어난다. 포커서가 "나는 잘 모르겠어요."라고 말하는 것을 들을 때마다, "당신은 어떤 것을 느끼고 있군요."로 다시 말해 줄 수 있는지 알아보아야 한다. 다음 사례는 이것을 잘 보여주고 있다.

포커서 : 무엇이 두렵게 하는지 몰라요.
파트너: 당신의 일부분이 어떤 것에 두려워하고 있군요.

"어떤 것"이라는 말에서 강조하는 것은 문장 안에서 빈 부분을 단지 메우는 것이 아니라 몸의 경험을 나타내도록 돕는 것이다. 당신은 기본적으로 포커서가 그곳에 있는 "어떤 것"을 느끼도록 돕는 것이다.

8. 안내하기

당신의 파트너가 하는 포커싱 과정을 듣는 것보다 어떤 것이 더욱 필요한 때가 있다. 그때 경청자인 당신은 안내를 해주어야 한다. 안내하기는 "지금 바로 몸에 어떻게 느끼는지를 살펴볼 수 있어요?"와 같이 제안하는 것이다. 제안은 당신 파트너가 포커싱을 하는 것을 도울 수 있다. 기억해야 할 것은 포커싱 과정에 대해 제안할 수 있지만 파트너의 삶을 제안할 수는 없다는 것이다.

기억해야 할 또 다른 점은 당신의 파트너를 안내하더라도 당신은 전문가나, 치료자나, 치유하는 사람은 여전히 아니라는 사실이다. 당신은 파트너의 포커싱 과정을 위한 동반자로서 여전히 그곳에 있는 것이다. 그리고 당신의 파트너가 무엇이 도움이 되는지에 대해 최종적으로 판단한다. 그래서 경청자인 당신이 안내하고 제안을 할 때 "실제로 지금 당장 그것을 원하지 않아요."라고 파트너가 서슴없이 말하도록 해야 한다. 그리고 당신은 파트너가 원하는 것에 다가가고 있다는 사실에 기뻐해야 한다.

안내하기 가장 쉬운 방법은 자기 자신에 대한 것을 대신해서 다른 사람에 대한 제안으로 바꿔 말하는 것이다. 이것은 또한 4장과 5장에서 말한 포커싱 문구를 손에 쥐고 있는 것과 같다. 그러나 이것들을 단순히 순서대로 읽지 않도록 해야 한다. 단순히 듣는 것보다 제안이 필요하다고 느낀다면 당신의 직관을 사용해야 한다. 적절한 제안 하나를 선택한 다음 잠깐 듣는 것으로 되돌아가야 한다.

안내하는 문구들

- "당신의 몸에서 느끼기 위해 시간을 좀 더 가져보세요."
- "'내 감각이 지금 무엇을 원하지?'라고 그곳에서 물어 보세요."
  (또는 "그 문제에 대해 나는 어떠하지?")
- "그것에게 인사를 나누기 위해 시간을 좀 가지세요."
- "그것을 묘사하기에 가장 좋은 방법을 살피도록 하세요."
- "지금 바로 그것과 함께 있는 것이 괜찮은지 살펴보세요."

- "관심을 가지고 호기심으로 그것과 함께 앉아있도록 하세요."
- "그것이 어떻게 느끼는지를 그것의 관점으로부터 느끼기 위해 시간을 좀 가져보세요."
- "그것이 어떤 정서적인 특성이 있는지를 물어보세요."
- "'그것이 그렇게 하도록 한 것이 무엇인지?'를 물어보세요. 적절한 감정이나 묘사 단어를 빈칸에 넣어 보세요."
- "그것이 무엇을 필요로 하는지를 물어보세요."
- "'모든 것이 괜찮다.'고 어떻게 느낄 수 있는지를 알기 위해 당신의 몸에 물어보도록 하세요."
- "지금 멈춰도 괜찮은지를 점검해 보세요."
- "당신이 다시 돌아올 것이라고 말해보세요."
- "당신의 몸과 당신과 함께 있던 그 부분에 감사하기 위한 시간을 좀 가지세요."

이제 구체적으로 안내하기 위한 제안을 몇 가지 더 살펴보고자 한다.

9. 감각느낌에 인사하기 위해 시간 가지기

안내하기에서 가장 도움이 되는 문구는 "그것에 인사를 나누기 위해 시간을 좀 갖도록 하세요."라는 것이다. 파트너에게 안내하기 위해 제안 하나만을 추가한다면 인사를 하도록 해야 한다. 인사를 하는 다른 방식은 "그것에게 안녕이라고 말하는 것이 괜찮은지 보세요."이다. "그것"은 감각느낌이나 어떤 종류의 느낌을 말하는 것이다.

포커서 : 내일 발표와 관련해서 가슴 부분에 답답한 곳을 느껴요.

파트너 : 가슴 부분에 답답한 곳이 있군요.

포커서 : 두려운 것을 느껴요.

파트너 : 두려운 느낌이 있군요. 그것에게 인사를 건네는 것이 괜찮은지 보세요.

이 제안에 대해 놀라운 것은 '있다는 것(being)"이 포커싱의 핵심이라는 것을 당신과 파트너에게 상기시켜 준다. 당신이 문제를 해결하거나, 도움이 되고자 시도하거나, 파트너가 내면세계에서 고치려고 노력을 한다면, "그것에 인사를 건네는 것이 괜찮은지 보세요."라고 말하는 것이 고치고 해결하려는 시도를 없애주고 지금 있는 그대로 그 느낌과 단순히 접촉하도록 상기시켜 준다.

포커서 : 내 일과 관련해서 너무 불안한 느낌이 있어요.

파트너 : 당신 일과 관련해서 너무 불안하게 느끼고 있군요.

포커서 : 나는 좀 더 기분이 좋아지기 위해 무엇을 할 수 있는지를 생각하고 있어요.

파트너 : 그 불안한 느낌에 안녕이라고만 말하는 것이 괜찮은지 보세요.

10. 몸으로 되돌아가기

포커싱을 하는 동안에 다양한 시점에서 몸을 의식하는 것을 잊어버릴 수가 있다. 포커싱을 하는 당신이 필요한 때 몸에 다시 주의를 집중하도록 상기시킬 수 있는 파트너가 있다는 것은 좋은 일이다.

당신은 언제 이것을 하겠습니까? 포커싱을 하는 당신의 파트너가 지금 무엇을 하고 있는지 모르겠다는 느낌이 있다고 말할 때가 가장 좋은 때이다. 이러한 예들에서 보면 포커서는 포커싱 과정 자체와 관련해서 잃어버린 느낌이 있다고 추측한다. 포커서가 자신의 삶이나 삶의 문제와 관련해서 잃어버렸다고 말한다면 듣는 사람은 다르게 응답해야 한다.

포커서 : 내가 지금 무엇을 하고 있는지 모르겠어요.

파트너 : 당신은 단지 당신의 몸에서 당신이 어떠한지를 느끼고 있지요.

혹은 다음과 같이 이야기할 수 있다.

포커서 : 어찌할 바를 모르겠어요.

파트너 : 당신은 당신의 몸이 지금 어떻게 느끼는지를 살피고 있는 중이에요.

몸에서 느끼기 위해 포커싱 파트너를 상기시키기 위한 세 가지 좋은 시간이 있다. 사람들은 생각, 이미지, 심지어 감정들 때문에 몸에 대한 감각을 사라지게 하는 때가 있을 수 있다.

첫 번째 생각들은 다음과 같다.

포커서 : 내 마음에 화난 느낌이 있어요.

파트너 : 당신은 화난 느낌을 깨닫고 있어요.

포커서 : 그것이 정말로 중요하지 않다고 생각해요. 화를 낼 이유가

없어요.

파트너 : 그러면 몸이 지금 당장 어떻게 느끼는지를 단지 살펴볼 수 있나요?

두 번째 이미지들은 다음과 같다.

포커서 : 나는 빛이 흐르는 형태가 보여요. 그것은 위쪽과 아래쪽은 넓고요. 중간 쪽은 좁아요. 전체적으로 번쩍임이 있어요.

파트너 : 번쩍이면서 빛이 흐르는 형태가 있어요. 그 모든 것이 당신의 몸에서 어떻게 느끼는지를 알기 위해 적절한 시간인지를 살펴보세요.

세 번째 정서들은 다음과 같다.

포커서 : 오늘 매우 슬퍼요.

파트너 : 당신의 몸에서 매우 슬프게 느끼는 곳이 어디인지를 살피는 것이 괜찮은지 보세요.

11. 느낌에 관한 느낌

포커싱 하는 사람이 친밀하고 수용적인 내적 태도를 유지할 수 없다면 받아들이지 못하는 부분으로 주의를 이동해야 한다. 포커서가 받아들이지 못하여 좋아하지 않는 느낌이 있다면 그것이 바로 수용하는 관심을 받아야 하는 부분이다.

포커서 : 난 이것을 밀어내고 싶어요.

파트너 : 당신이 밀어내고 싶어 하는 느낌에 인사를 해 볼 수 있나요?

또는

포커서 : 나는 이러한 슬픈 느낌이 화가 나요.

파트너 : 그 화와 함께 있는 것이 괜찮은지 보세요.

12. 도움이 되는 질문 제안하기

포커싱 하는 파트너가 감각느낌에 묻기 위해 좋은 질문을 생각해달라고 요청한다면 당황하지 말아야 한다. 당신이 제안해준 어떠한 질문도 도움이 될 것이다. 만약 경청자인 당신이 제안해준 질문이 그 질문을 듣는 순간에 파트너를 위해 적절한 질문이 아니라면 당신이 제안해준 질문을 듣는 것은 적절한 질문이 무엇인지를 알도록 포커싱 하는 파트너의 감각을 도울 것이다.

감각느낌에 대해 질문하는 것도 감각느낌을 묘사한 후에 해야 한다. 그 묘사를 다시 점검하고 그것과 함께 있는 것이 괜찮은지를 살펴야 하는 것을 기억해야 한다. 내면 질문에 대한 대답 안에서 아무것도 얻지 못하는 가장 일반적인 이유는 너무 빨리 질문되었기 때문이다.

여기 감각느낌에 질문하기 위해 가장 도움이 되는 세 가지 질문들이 있다.

- "그것이 어떤 정서적인 특성이 있는지를 살펴보도록 해요." (단순히

아직 정서 단어를 듣지 못했다면)

- "무엇이 이렇게 ____ 하도록 했지?"라고 물으면서 빈칸에 포커서가 이미 사용한 정서 단어나 말을 넣어 보세요."
- "지금 바로 당신으로부터 필요로 하는 것이 무엇인지를 그것에게 물어보세요."

가능하다면 언제든지 제안한 질문에서 포커싱 한 사람의 핵심단어를 사용해야 한다.

포커서 : 매우 슬퍼요.

파트너 : "당신은 무엇이 그렇게 슬프게 하지?"라고 물어보고 싶은지 보세요.

혹은 다음과 같이 말할 수 있다.

포커서 : 어떤 것이 이곳에서 나를 누르고 있어요.

파트너 : "당신을 누르는 것에 관해 무엇이 그렇게 중요한 걸까?"라고 그것에 물어보고 싶은지 보세요.

좀 더 구체적으로 이야기를 하면 다음과 같이 말할 수 있다.

포커서 : 내 일부분이 직장에서 그 상황에 화가 나 있어요.

파트너 : "직장에서 가장 화나게 하는 그 상황이 무엇인지?" 그것에게 물어보는 것이 적절한가를 보세요.

포커서의 동반자인 파트너는 질문하지 말아야한다는 것을 명심해야 한다. 포커서가 질문을 하도록 제안해야 한다. 파트너가 하는 질문은 포커서에게 자신감을 갖게 할 것이다. 파트너의 제안과 파트너의 응답들을 듣는 것은 포커서의 내면 과정에 머물도록 도울 것이다.

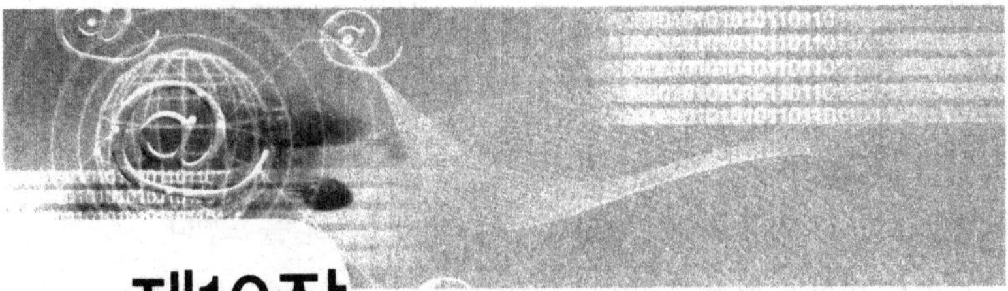

제10장
특별히 상담전문가를 위해

당신이 상담자 혹은 심리치료자라면 포커싱 과정이 내담자를 상담할 때 포커싱 과정이 어떻게 도움이 될 수 있는지를 생각하게 할지도 모른다. 실제로 상담을 하는 또 다른 면으로 포커싱을 적용하기 위해 "포커싱 상담자 혹은 심리치료자"가 될 필요는 없다. 당신은 다른 기술과 방법을 이미 많이 배웠고 내담자 각각의 요구에 적절한 것이 무엇인지를 사용한다. 포커싱 과정을 아는 것도 또 다른 도구 중의 하나일 수 있다.

1. "쉬운" 내담자와 "어려운" 내담자

상담자로서 당신에게는 항상 상담시간을 기다리는 어떤 내담자가 있다. 내담자의 삶이 얼마나 어려운지 상관없이 그들은 늘 상담시간에 어떤 변화를 하게 되고 그들의 문제가 명확해져 간다. 상담시간이 끝날 때 상담자나 내담자 둘 다 느낌이 좋고 진행된 과정에 만족하고 흡족해한다.

반면에 진전되지 않는 내담자들이 있다. 그들은 상담시간이나 삶에 진전이나 변화가 없다. 그들은 "무엇인가 더 일어나야 하지 않나요?"라고 당신에게 묻고 당신은 때때로 변화가 천천히 일어나서 인내가 필요하다고 그들과 자신을 안심시킨다. 하지만 당신은 이러한 내담자들을 상담하기를 원하지 않는다. 이러한 내담자가 상담하기를 취소할 때 당신은 어느 정도 안도감을 느낀다.

때때로 변화가 천천히 일어나고 인내가 필요한 것은 사실이다. 하지만 종종 어려운 내담자들은 고통스러울 정도로 천천히 진행되는 과정을 겪으면서 그들이 변화하지 못한다는 사실을 알게 된다. 그들은 머리에서 논리적으로 생각하고 분석하거나 반복적인 감정의 주기에 잡혀있다.

생각과 감정은 변화를 가져올 수 있으나 변화의 근원은 아니다. 변화의 근원은 현재 순간을 느끼는 몸이다. 미묘하고 간섭하지 않는 개입을 통해 당신의 몸에서 경험하는 감각느낌 부분을 접촉하도록 내담자를 도울 수 있다. 당신은 다루기 "어려운" 내담자를 모두 "쉬운" 내담자로 바꾸지 못하지만, 당신과 내담자는 "어떤 것"이 천천히 일어나는 것을 더욱 만족스럽게 자주 느끼게 될 것이다.

2. 상담자의 느낌

포커싱을 위한 필수적인 핵심은 내담자가 자신의 수용, 관점, 그리고 다루고 있는 사건 혹은 문제에 대해 반응을 하도록 하는 것이다. 내담자가 다른 사람들이 했던 것과 느꼈던 것만 말하고 자신의 느낌이나 반응은 언급하지 않으면서 외적인 전망으로 사건을 말한다면 포커싱 하는 것이 어려울 것이다. 그 점은 내담자가 몸에서 느끼도록 초대하는 것을 혼란스럽게 할 수 있다.

하나의 다리 역할로써 먼저 내담자가 자신의 관점을 알도록 도와주도록 해야 한다. 예를 들면 내담자가 다른 사람이 했던 것에 관한 이야기를 했다면 상담자는 다음과 같이 물어볼 수 있다.

- "그러면 당신은 그것이 어떠했지요?" 또는
- "그것에 대한 당신의 반응은 무엇이었죠? (어땠어요?)" 또는
- "그 일이 일어났을 때 어떻게 느꼈어요."

이렇게 하려면 인내하는 것이 필요할 수 있다. 이미 알고 있듯이 느낌들이 익숙하지 않은 영역에 있을 때, 그것들이 하나의 질문으로 초대받기 때문에 그것들은 쉽게 느낌으로 가지 못한다. "당신 경우에 그것이 어땠어요?"라는 질문에 대한 대답으로 내담자는 "글쎄요. 단지 너무 늦어요. 누구나가 할 수 있는 아무것도 아니지요."라고 대답할 수 있다. 내담자가 자신의 느낌은 아직 포함하지 않았다는 것을 쉽게 알지 못한다. 다음과 같이 조심해서 계속 질문을 해야 한다. "그래요, 너무 늦었어요. 그렇다면 당신은 어떻게 느꼈어요?"

느낌 언어에 익숙하지 않은 내담자들은 이 과정에 본보기가 필요할 수 있다. 예를 들면 당신은 내담자 느낌을 추측하고 추측을 수정하기 위해 내담자를 위해 여유를 주도록 해야 한다. "나는 당신이 그것에 관해 정말로 슬프게 느꼈을 것이라고 상상해요. '슬프다'는 느낌이 맞아요?"

3. 현재 느낌에 접근하기

느낌에 접근하는 표현이 가능하다면 그다음 또 다른 필수적인 것은 현

재 느끼고 있는 것에 접근하고 표현하는 것이다.

내담자 : 매주 실망스러운 느낌이 내 주변을 맴돌아요.

상담자 : 음. 실망스럽다고요.

내담자 : 나는 우울하다고 사람들에게 말하는 것보다 실망스럽다고 말하는 것이 더 낫다고 말하고 싶어요. 내 아들이 실망스럽다는 말을 너무 쉽게 해요.

상담자 : 나는 당신이 지금 바로 실망스럽거나 우울하다고 느끼는지 궁금해요.

여기에서 내담자는 자신의 관점으로 느낌을 표현하며 시작하고 있다. 내담자가 느낌을 표현하지만 현실에서 그것을 느끼고 있는지는 확실하지 않다. 하지만 그다음 내담자는 지금 실망스러운 느낌을 살피기보다 자신이 이미 사용한 그 말로 아들의 반응을 계속해서 이야기한다. 그래서 상담자는 내담자의 의식을 현재 느끼는 것에 집중하도록 개입하고 있다.

자신의 관점으로 느낄 수 있는 것처럼 현재 느낌을 알도록 하는 것은 내담자의 경우 연습해야 하는 부분이다. 상담자 경우에는 인내심을 요구한다.

4. 몸으로 가져오기

내담자가 현재의 느낌을 경험하고 난 후에 몸이 이 느낌을 어떻게 유지하는지를 알도록 내담자를 초대하기는 쉽고 자연스러운 단계이다.

상담자 : 지금 바로 실망스러움을 느끼는지 궁금해요.

내담자 : 네, 실제로 실망스러워요.

상담자 : 그러면 신체의 어느 부분에서 실망스러운 느낌을 알 수 있나요?

내담자: 글쎄요……. 대부분 내 가슴 부분에서요.

다음은 무엇인가? 포커싱에서 감각느낌과 함께 머물도록 돕는데 사용한 몇 가지 제안을 위해 이전 장에서 "안내하기"를 보도록 해야 한다. 모든 상황의 요구에 그것들을 적용할 수 있다. 예를 들면 포커싱 워크숍의 상황에서 느낌에 인사하기라는 제안이 좋게 들리지만 상담시간에 제안하는 것은 이상하게 들린다고 어느 상담자가 말한 적이 있다. "그것을 인정하고 싶으세요?"를 대신 시도해야 한다.

여기 실망스러운 느낌에 관해 상담시간에 계속될 수 있는 것이 있는데, 이러한 느낌을 다루기 위해 당신이 사용할 수 있는 몇몇 포커싱 제안이 제시된다.

상담자 : 아, 그래요. 가슴 부위에서 그것을 느낀다고요. 지금 바로 가슴 부분에서 그것이 어떻게 느끼는지에 대해 여전히 가장 좋은 말이 "실망스러워요."라는 말인지 점검해 보세요.

내담자 : (잠시 멈추고 두 눈을 감는다.) 지금 바로 그곳에서 매우 슬프다는 것을 느껴요.

상담자 : 가슴 부위에서 그 슬픈 느낌과 함께 머무는 것이 괜찮은지 보세요.

내담자 : (천천히 눈물이 흘러나온다.) 그것과 함께 머무는 것이 좋게 느껴져요.

상담자 : (침묵을 가진 후) 당신이 그 슬픈 느낌을 알길 원하는 어떤 것이 있는지를 물어보세요.

내담자 : 그것이 말하기를……. 이것은 우스운 소리지만 그것이 내가 진행을 늦추고 가슴 뛰는 소리를 듣기를 원해요.

상담자 : 아하!

내담자 : (눈물을 더 흘리면서) 다른 사람의 목소리를 너무 많이 듣고 있어요.

상담자 : 가슴에 슬픈 부분이 당신이 속도를 늦추고 가슴 뛰는 소리를 듣기를 원하고 있군요.

내담자 : 예……. 그것이 더는 슬프지 않다는 점만 제외하면.

상담자 : 지금 그것이 어떻게 느껴지나요?

내담자 : 그것이 느껴지는 것은……. 지금 그곳에 가벼운 느낌이 있어요. 희망적인 느낌이요. 거기에는 희망이 있어요.

5. 경청하기

때때로 상담자는 내담자의 말을 되풀이한다는 것을 위의 축어록에서 알 수 있다. 듣기 또는 적극적 경청하기, 또는 느낌 반영, 또는 공감적 반영은 많은 상담 과정에서 훈련되고 있으며 상담의 많은 기술 중에서 중요하다. 듣기를 잘하면 상담과정을 엄청나게 촉진할 수 있다. 듣기를 잘 못하면 상담자는 기계적이고, 거리감이 느껴지고, 상담기술이 부족하게 보일 수 있다. 당연히 상담과정에서는 듣기를 잘 해야 한다.

포커싱은 내적 깨달음과 "함께 머무는 것"을 내포하고 있다. 경청 반영은 반영된 말에서 표현되는 느낌이나 감각과 함께 머물도록 내담자를 도울 수 있다. 앞장에서 "실제적 경청(Practical listening)"을 참조하길 바란다. 현재 느낌을 반영하기 위해 선택하는 것은 자기 분석이나 자기 비난을 사용하는 대신 그 느낌을 탐구하고 그 느낌과 함께 머물도록 내담자를 도울 수 있다.

6. 경험의 가장자리(edge) 듣기

1장에서 포커싱을 설명하기 위한 연구를 소개했다. 상담시간에 어느 시점에서 성공적인 상담의 내담자는 천천히 말을 하고 덜 정확하고 그 순간에 느끼는 어떤 것을 묘사하기 위해 말을(grope for words) 더듬거리면서 적절한 말을 찾기 시작한다는 것을 보았다. 젠들린이 "경험의 가장자리"(edge of experience)로써 언급한 이러한 순간들을 듣고 격려해준다면 당신은 내담자의 변화하는 과정을 아주 효과적으로 촉진할 수 있다.

현재 느낀 어떤 것을 묘사하기 위해 더듬거리면서 적절한 말을 찾는 이러한 순간들이 매우 가치 있다고 아직 이해하지 못할 수도 있다. 내담자는 그것들이 지나가도록 서두르고 어떤 것이 더욱 확실하고 설명할 수 있기를 바란다. 이때 상담자는 내면의 깊은 곳에 있는 이러한 풍성한 자원과 함께 머물고 소중히 하도록 내담자를 도울 수 있다.

예를 들면 다음과 같이 어떤 것을 말하는 내담자를 상상해 보자.

"그것은 부정과 같은 것이 분명하다고 생각해요. 내가 느끼기에……. 묘사하기가 어려워요……. 내부 벽과 같은 것이에요. 아니, 그것은 그것이 아니에요……. 그것은……. 그것은……. 모르겠어요. 지금 바로 아주 애매해요. 저항하고 있다고 추측해요."

위 단락에서 당신은 어떻게 반응하겠는가? 처음과 끝에 있는 두 문장에 주목해야 한다. "그것은 부정과 같은 것이 분명하다고 생각해요."와 "저항하고 있다고 추측해요." "생각하다"와 "추측하다"는 말뿐만 아니라 무심코 말한 심리학의 신조어(부정과 저항)는 이 문장들이 내담자의 머리에서 나온 것이라는 실마리이다.

그러나 이 중간에 있는 내용은 감각느낌과 직접 연결된 것을 가리키는 것일 수 있다. 예를 들면 다음과 같다. "내가 느끼기에……. 그것은 묘사하기 어려워요……. 내부 벽과 같은 것이에요. 아니 그것은 그것이 아니에요. 그것은……. 그것은……. 모르겠어요. 지금 바로 아주 애매해요."

앞에서 살폈듯이 감각느낌은 머물기가 어렵다. 매우 애매하며 어떤 것을 소중히 여기기 위해서는 상당한 믿음을 필요로 한다. 이것은 상담자가 크게 도울 수 있는 그러한 부분이다. 다음 반응 중에 어떤 것은 내담자의 상담과정에서 포커싱적인 면을 촉진하고 있다.

- "내부 벽과 같은 것이지만 그것은 아직 정확하지 않군요."
- "희미한 어떤 것을 느끼고 있군요."
- "그것은 당신을 멈추게 하거나 어쩌면 당신을 막으려고 하는 어떤 것을 느끼고 있군요."
- "묘사하기 어려운 그러한 느낌과 함께 단지 머물러 보세요."

처음 세 가지 반응은 듣기와 같은 형태이거나 반응이고 네 번째 반응은 어떤 것과 함께 단지 머무르라는 조심스러운 제안이다. 경험의 "가장자리"를 반영하는 것을 선택할 때 내담자는 그것과 함께 머물러 있도록 격려를 받는다. 다른 한편 "당신은 이것이 거부와 같다고 생각해요."와 같은 반응을 보이는 내담자의 경우에 포커싱의 과정이 진보하지 않을 것이다. 정신적이고 분석적인 말로 반영하는 것을 선택할 때 내담자가 포커싱 과정에 더욱 깊이 이르지 못하도록 한다.

7. 내담자가 "아니요."라고 하는 것에 감사하기

당신이 들은 것을 반영하고 제안을 안내할 때에 제안하는 것이 내담자에게 적절하지 않고 "맞아떨어지지 않을 수" 있는 가능성에 열려 있도록 해야 한다. 포커싱을 통해 내면은 감각느낌을 듣는 과정에 내담자가 느끼고 자신의 감각느낌을 점검하는 것이 상담자가 반영하고 제안하는 것보다 훨씬 더 중요하다.

당신이 상담자라는 역할을 하고 있기 때문에 당신의 말은 어떤 친구의 제안보다 내담자한테 더욱 중요하게 간주되는 경향이 있다. 이 경향에 균형을 잡기 위해 상담자는 자신의 말뿐만 아니라 실제적인 몸의 감각느낌으로 내담자의 말을 점검하도록 종종 제안할 수 있다.

내담자 : 정말로 갇혀 있는 듯 한 느낌이 들어요.

상담자 : 그것은 당신이 매우 무기력하게 느끼는 것과 같이 들리는데요.

내담자 : 그렇게 생각해요.

상담자 : 무기력한 느낌이 맞는지 아니면 갇혀 있는 느낌이 더 들어맞는지 알기 위해 당신의 몸과 함께 점검해 보세요.

내담자 : 아니요, 그것은 둘 중의 하나도 아니에요. 음……. 그것은 더 욱…….

"아니요, 그것은 잘 맞지 않아요."라고 내담자가 상담자에게 말하고 싶어 할 때에 특별히 좀 더 귀 기울여 들어야 한다. 그것이 상담자에 대한 저항이나 전이로서 해석된다면 그 점을 놓칠 것이 분명하다. 이러한 "아니요."는 상담자에 관한 것이 아니고 부정적인 방식으로 대답한 것도 분명히 아니다. 내담자가 쉽게 표현할 수 있는 말 이상인 어떤 것에 접근하고 있다는 표시이므로 상담자는 더욱 깊게 그것을 느끼도록 시간을 충분히 주어야 한다. 상담자는 내담자가 "아니요."라고 하는 것을 환영하고 감사할 수 있다면 상담자가 포커싱 과정이 한 단계를 나아가는 색다른 경험을 하도록 할 것이다.

8. 내담자가 충분히 느끼지 못할 때

내담자가 자신의 느낌과 접근하지 못할 때 상담에서 진전과 변화는 어려울 수 있다. 포커싱은 느낌을 더욱 알도록 돕는 방법을 제시한다. 당신은 이미 논의된 몇 가지 제안을 시도할 때 이러한 종류의 내담자를 대하면서 아무런 소득 없이 만나게 된다는 것을 인정할 것이다.

내담자 : 그들은 나에게 핑계를 대고 있어요.

상담자 : 그러면 그 사람들이 그럴 때 당신은 어떤 느낌이 들었나요?

내담자 : 그들이 당연히 고소되어야 한다고 느꼈어요.

상담자 : 그러면 지금 바로 어떤 느낌이 드나요?

내담자 : 잘 모르겠어요.

이것은 느낌의 과정 자체와 관련된 익숙하지 않아서 생기는 문제이지 저항의 문제라고 할 수 없다. 그다음 당신이 해야 할 부분은 내담자가 느낄 수 있도록 도와주는 것이다. 이것을 위한 하나의 기법은 느끼는 것을 연습하는 방법으로 내담자를 안내하는 것이다. (나중에 이 장의 "조율"(Attunement)을 참고하기 바란다.) 당신이 몸의 감각으로 내담자를 안내해 주더라도 여전히 그가 아무것도 느끼지 못할 때 도움이 되는 두 가지 기법이 있다. 하나는 '다름을 느끼기'이고 다른 하나는 '긍정적인 어떤 것을 느끼기'이다.

첫 번째 다름을 느끼기

가장 쉽게 느낄 수 있는 것은 하나의 다름이다. 왜냐하면 내담자는 무엇을 느끼는지 알 필요가 없고 그가 느끼는 어떤 것과 다른 어떤 것을 다르게 느끼면 되기 때문이다.

내담자 : (조율 작업을 하고 난 후) 목, 가슴, 배에 무언가 비어있는 게 느껴져요.

상담자 : 좋아요. 그렇다면 목 부분을 다시 살피기 위해 시간을 좀 가져 보세요. 그런 다음에 목 부분에서 비어있는 것을 느끼는 방식이 가슴 부분에서 비어있는 것을 느끼는 방식과 다른 느낌이 드는지를 살펴보세요.

내담자 : 그것들은 같은 느낌이에요.

상담자 : 음. 그러면 지금 가슴 부분을 살펴보세요. 그런 다음에 가슴 부분에서 비어있는 것을 느끼는 방식이 배 부분에서 비어있는 것을 느끼는 방식과 다르게 느끼는지 살펴보세요.

내담자 : 글쎄요. 배 부분이 사실 약간 갑갑해요…….

두 번째 긍정적인 어떤 것을 느끼기

우리는 어떻게 느끼는지를 살피도록 질문을 받을 때 흥미롭게도 긍정적인 느낌을 무시하는 경향이 많다. 상담 과정에서 그것은 이해될 수 있는데 상담자로부터 내담자가 느낌을 찾도록 요청받을 때 내담자는 부정적이거나 불쾌한 어떤 것을 주로 찾는다. 하지만 느낌의 과정은 연습이 필요하며 기쁘거나 긍정적인 느낌의 경험을 알도록 하는 것이 중요하다.

내담자 : (조율 작업을 하고 난 후) 내가 의식하고 있는 그것에 어떤 것도 느끼지 못해요.

상담자 : 그러면 당신은 뭔가 열려있거나, 편안하거나, 평화로운 느낌처럼 그곳에 긍정적인 어떤 것을 느끼는지 살펴보세요.

내담자 : 글쎄요, 사실 가슴 부분에 열려 있는 것이 느껴져요.

상담자 : 그렇다면 가슴 부분에서 열려있는 느낌과 함께 있도록 시간을 좀 가져보세요.

내담자 : 예, 느낌이 좋아요……. 그리고 지금 배에는 단단함이 조금 느껴지는 듯 하네요.

9. 내담자가 너무 많이 느낄 때

상담소 어디에나 있는 화장지 상자가 증언하듯이 상담소에서는 내담자가 눈물을 흘리면서 강력한 감정 반응과 정화 작용을 보여주는 과정을 환영한다. 그렇지만 내담자가 변화하는 것을 방해할 정도로 강력하거나 격렬한 감정들을 경험할 수 있는 때가 있다. 때때로 내담자가 격렬하게 느끼는 것을 두려워하게 되기 때문에 느끼는 것을 멈추는 때도 있다. 다른 한편 음악이 너무 크게 들리면 멜로디를 섬세하게 듣는 것을 방해하듯이 강렬하게 느끼는 것은 내담자가 구별을 잘하며 느끼게 할 수 있는 능력을 방해한다.

포커싱이 제시하는 핵심은 비동일시(dis-identification)하는 것이다. 이것은 "난 슬퍼요."와 "내 일부분이 슬퍼요." 사이의 차이이다. 비동일시는 내담자에게 강력하게 느낌을 경험할 능력을 주지만 약간 다른 관점에서 느낌을 경험하게 한다. 내담자가 일어나는 느낌에 대해 비동일시 할 때 내담자는 느낌을 전혀 누그러뜨리지 않거나 그 느낌의 강력함을 부정하지 않으면서 느낌을 관찰하거나 체험하게 된다.

비동일시를 돕는 몇 가지 기법들이 있다. 내담자에게 몸에서 어떤 감정을 느끼는 부분에 주의를 집중하라고 안내하는 것이 비동일시 기법이다. 왜냐하면 내담자의 주의가 감정이 느껴지는 한 부분으로 집중하게 되기 때문이다.

"난 슬퍼요.", "난 화가 나요.", "난 두려워요."와 같이 "난……. "을 듣게 될 때에 귀를 기울이어야 한다. 대신에 "내 일부분이……. " 또 "내 기분이…… 라고 느껴요."를 시도하도록 내담자를 안내해야 한다.

내담자 : 그 느낌에 집중하기 시작해요. 아주 끔찍해요.

상담자 : 아주 끔찍하게 하는 느낌이 당신의 일부분에서 느낀다고 말할 수 있어요?

내담자 : 그것은 커다란 부분이에요.

상담자 : 그래요. 그것은 당신에게 정말 커다란 부분이지요.

내담자 : 좋아요. (크게 숨을 들어 쉬고). 그것을 말할 수 있어요. 그것이 끔찍하다는 것을…….

내담자가 비동일시를 통해서 느낌에 약간 다른 관점을 가진 후에 끔찍한 느낌에 관해 더 계속해서 느낀다는 것을 주목해야 한다. 이것은 아주 전형적인 비동일시를 돕는 기법이다.

3장에서 "느낌과 관계 맺기"와 "감각느낌과 친구가 되기"를 참조하기를 바란다.

10. 상담 시간을 시작하기

첫 번째 조율하기(Attunement)

특히 "상담을 받는 동안에 무엇을 노력하기를 원하는지 모르겠어요." 라고 내담자가 말한다면 상담시간 초기에 포커싱 조율을 사용하고 싶을지도 모른다. 당신은 무엇인가를 접촉하기 위해 이 과정을 사용할 수도 있다는 가능성을 제시하고 내담자가 동의한다면 다음과 같이 말해도 좋다.

"그러면 당신은 의자에 앉아 좀 더 편안한 시간을 가져보세요. 당신의 주의를 몸에 집중하도록 해 보세요. 처음에는 당신의 손을 느껴보세요. 그다음 옮겨서 목, 가슴, 배 복부를 포함하는 몸의 한가운데에 당신의 주의를 집중하도록 하세요. 그리고 당신의 주의를 몸의 한가운데 전체 부분에 두고 가만히 있어보세요. 그리고 "지금 여기에 무엇이 있지?" 혹은 "'지금 내 감각이 무엇을 원하지?'라고 말하는 것처럼 그곳에 자신을 부드럽게 초대해 보세요. 그러고 나서 기다리세요. 어떤 것을 느끼게 되면 내게 알려주세요."

천천히 말하고 잠시 멈추면서 말하도록 한다. 말의 속도와 억양이 내담자의 과정에 도움을 줄 것이다. 상담자 자신의 몸을 따르기를 원할지 모른다. "먼저 당신 손들을 느껴보세요."라고 말한 후에 상담자 자신의 손들을 느낀다. 이것은 자연스러운 시간을 조절하게 하고 상담과정에서 자신의 내면을 인식하도록 돕는다. 이 장 후반에 "상담자의 감각느낌"을 참조하길 바란다.

두 번째 내면을 정리하기

내담자가 "이번 주에 일어난 일에 할 말이 없어요."라고 말할 때 "내면을 정리하기"라 불리는 포커싱 과정을 사용할 수 있다. 내면을 정리하기는 무엇이 진행되는지 목록을 만드는 방식이다.

앞에서 말한 "조율"에서처럼 같은 방식이다. 그런 다음 당신의 주의를 몸 중심 전체 부분에 집중을 한 후 "당신의 인생이 가고 있는 방향에 대해 정말로 놀랄만한 느낌이라고 할 만한 것이 무엇일까요?"를 물어보자.

내담자가 각각의 일을 확인해 나갈 때마다 상담자는 어떻게 해서든지 그것을 인정하도록 내담자를 안내한다. 그런 다음 마치 어떤 사람이 나르고 있는 어떤 것을 내려놓는 것처럼 지금 당분간 그것을 내려놓아야 한다. 내담자가 이것을 하나씩 내려 놓으면서 머리를 끄덕이거나 어떤 표시를 하면 상담자는 "그러면 이제 인생에서 정말로 놀랄만한 느낌이라고 할 만한 것이 그 밖에 무엇이 있을까요?"라고 질문을 한다. 만약 내담자가 어떤 것을 내려놓는 것이 어렵게 느낀다면 "각각의 일을 탁자 위나 당신 앞에 있는 선반 위에 놓는 것을 상상해 보세요."라고 하며 상상하는 것이 도움이 되도록 할 수 있다.

이 과정에서 내담자는 어떤 것을 가지고 작업하기 위해 자연스럽게 처음의 것으로 이동해도 좋다. 하지만 내담자가 마음에서 일어나는 모든 것을 내려놓는 과정을 완전히 끝마치거나 "그것이 모두에요."라고 말한다면, 그다음 상담자는 그것들을 살펴보기 위해 그것들 중의 하나를 선택하도록 내담자에게 요청할 수 있다. 여기로 초대하는 한 가지 방법은 "당신의 몸 한가운데에 자석이 있어서 어느 것이 지금 이 순간 당신을 잡아당기는 것을 느낄 수 있다는 상상을 해 보세요."라고 말하는 것이다.

8장에서 "동시에 여러 가지 감각느낌이 형성될 경우"라는 부분을 또한 참조하길 바란다.

11. 부드러운 태도를 촉진하기

포커싱 선물 중의 하나는 내담자가 자신과 더욱 부드럽고 수용적인 관계를 형성하도록 한다는 것이다. 내담자가 자신의 내면 경험을 거부하는 소리를 듣는 것은 괴로울 수 있다. 또한 내담자가 자신을 엄격하게 대하거나 비난하면서 변화의 과정을 지연시킨다는 것은 더욱 더 괴로울 수 있다.

"이것은 정말 바보스러운 방법이야." 또는,
"내 화가 없어졌으면 좋겠어." 또는,
"난 왜 바보같이 제대로 표현하지 못하지."

부드러움에 대한 첫 번째 단계는 비동일시이다. "그래서 이렇게 느끼는 것이 바보스러운 방법이라고 느끼는 당신의 일부분이 있어요.", 또는 "그래서 당신의 화가 단지 없어지기를 원하는 당신의 일부분이 있어요." 또는 "그래서 당신이 제대로 표현하지 못하는 사람이라고 느끼는 것을 싫어하는 당신의 일부분이 있어요." 이러한 과정을 통해서만이 내담자를 위해 변화라는 어떤 것을 일으키는 것이다.

그런 다음 내담자가 거부하는 감정을 수용하도록 이끌기 위해 내담자가 자신의 감정을 가져오는데 사용한 적절한 언어를 사용해야 한다. 예를 들면 상담 장면에서 "당신은 당신의 분노가 그곳에 있도록 할 수 있는지를 당분간 살펴보세요. 당신이 그 메시지를 듣고 난 후 그것이 변화할 것이라는 생각을 하면서 말이에요."

하지만 거부가 지속된다면 그다음 그것은 주목해야 하는 대상이 된다.

내담자 : 내 분노가 단지 없어져 버렸으면 좋겠어요.

상담자 : 그래서 당신의 분노가 단지 없어져 버리기를 바라는 당신의 일부분이 있군요. 그러면 당신의 분노가 그곳에 있도록 할 수 있는지 당분간 살펴보세요. 당신이 그것의 메시지를 듣고 난 후에 그것이 변화할 것이라는 생각을 하면서 말이에요.

내담자 : 할 수 없어요. 화내고 싶지 않아요.

상담자 : 좋아요. 그러면, 화내고 싶지 않는 당신의 일부분을 인정하고 거기에 뭔가 더 있는지 살펴보세요.

내담자 : 그것이 느껴지는 것은 마치……. 그것은 사람들이 내가 화가 나 있는 것을 보고 그다음 그들이 나에게 상처를 입힐 것만 같이 느껴져요.

비판하지 않으면서도 당신은 내면의 부드러움이 그 과정을 기꺼이 받아들인다는 직감을 느껴지는 순간들이 있을 수 있다. 어떤 것이 내담자에게 일어날 때 그것은 어떤 점에서 나약하고, 연약하고, 미숙한 감정처럼 느껴지는 때가 종종 있다.

내담자 : (가슴 부분을 가리키면서) 바로 여기에 어떤 부끄러운 감정을 느껴요.

상담자 : (부드러운 목소리로) 그래요. 어떤 것이 그곳에 있고 그것은 부끄럽게 느껴지고 있군요.

내담자 : (눈물을 흘리면서) 그것은 지금 바로 매우 나약하고 연약하게 느껴져요.

상담자 : 그러면 그러한 나약하고 연약한 부분에 부드럽게 대할 수 있는지요. 그리고 그것에게 당신이 함께 있다는 것을 알려주세요.

12. 내면의 관계를 촉진하기

"그러면 나약하고 연약한 부분에 부드럽게 대할 수 있으세요? 그리고 그것이 당신이 함께 있다는 것을 알게 해 주세요."라는 제안은, "내면의 관계를 촉진하기"(facilitating the inner relationship)라고 하는데 포커싱을 사용하는 가장 강력한 상담 방법 중의 한 예이다.

방법은 내담자가 자신의 내적 자기와 긍정적이고 성장하는 관계로 발달하는데 도움이 된다. 그래서 "당신의 그 부분이 당신이 듣고 있다고 것을 알도록 해 주세요."와 같이 그러한 관계를 촉진하기 위해 부드럽게 제안을 해야 한다.

내면아이 작업(inner child work)에 익숙한 이들은 그 유사성을 알 것이다. 차이점이 있다면 감각느낌을 아이로서 인격화할 필요가 없다는 것이다. 감각느낌이 내담자에게 내면아이와 같이 느껴진다면 그것은 좋은 일이지만, 그렇지 않다면 감각느낌은 여전히 부드럽고 수용적으로 대하고 들어주어야 한다. 많은 사람의 경우 내면아이를 처음에 경험하고 그런 다음 내면아이에게 사랑스러운 관심을 주기보다 감각느낌에 사랑스러운 관심을 주는 것이 더 쉽다. 그래서 당신은 내면아이와 함께 작업하는데 어려워하지만 부끄럽고, 슬프거나, 미약한 감각느낌과 성장하는 관계를 발달시키는 것이 어렵지 않은 사람들을 발견할 것이다.

13. 행동 단계를 촉진하기

내적 깨달음의 과정이, 새로운 방법의 행동과 삶으로 연결되지 않는다면 그 과정은 불완전하다. 변화의 초기 단계에서 일들을 어떻게 느끼는지가 중요하다. 그 이후에, 당신의 내담자는 자신의 인생에서 새로운 깨달음을 행동으로 실천하기 위한 준비가 되어 있을 것이다. 내담자가 그 단계에 다다르면 상담자에게 다음과 같이 말할 것이다.

내담자 : 나는 같은 일들을 반복하는 것처럼 느끼고 있어요. 하지만 나는 조금도 변하지 않는 것 같아요.

상담자 : 그것은 바로 당신이 어떤 행동을 해야 하는 시기라고 느끼는 것처럼 들려요. 맞나요?

내담자 : 네. 정확히 맞아요.

상담자 : 당신의 의도가 무엇인지 또 무엇을 알고 싶은 것인지 말하면 어떨까요?

내담자 : 단계적으로 남편에게 더 마음을 터놓고 싶어요.

상담자 : 그것이 당신의 의도인가요?

내담자 : 글쎄요, 내가 그것을 해야 한다는 것을 알아요.

상담자 : 그럼 그것은 일종의 의무인가요?

내담자 : 네.

상담자 : 그래서, 단계적으로 더 남편에게 마음을 터놓는 것이 일종의 의무라면 당신이 그 의무와 함께 지금 한 단계 앞으로 나아가기 위해 당신의 몸이 어떤 반응으로 느끼는지 알기 위해 좀 더 시간을 가져 보세요.

내담자 : 느낌이 좋아요. 특히 두 팔 부분에서 매우 단단한 느낌이에요.

상담자 : 자신이 좋고 단단한 느낌을 느끼도록 해 보세요. 그리고 다가오는 다음 주를 상상해 보세요. 그리고 무슨 구체적인 단계가 이러한 의무와 느낌으로부터 오는지를 살펴보세요.

포커싱과 상담은 삶과 분리되지 않는다. 인간의 삶은 느낌과 행동 사이에서 상호작용한다. 내담자들은 좀 더 발전된 과정으로 나아가기 전에 잠깐 동안 발전된 과정에서 얻은 행동의 변화를 통해 새로운 방법으로 삶을 살아야 할지도 모른다. 헬렌 브레너(Helene Brenner)는 말한다, "때때로 대답이 행동을 통해서 온다. 어떤 결과라도 오직 과정을 통해서만 오지 않는다."

14. 새로운 방법으로 작업을 시작하기

여기서 보여주는 제안들은 당신이 이미 내담자와 함께 작업한 방법 또는 그들이 태도와 언어에서 보이는 변화와 일치하는 것일 수 있다. 당신이 오랫동안 누군가를 상담하고 있다면 다음과 같이 말하고 싶을지 모른다. "오늘은 다른 어떤 것을 시도해 보고 그것을 어떻게 느끼는지 보세요. 오늘 상담시간 동안에 당신의 몸이 어떻게 느끼는지에 더욱 주의를 기울이도록 당신을 초대하려고 해요. 걱정하지 마세요, 거기에 잘못되는 일은 없을 거예요."와 같이 어떤 것을 말하면서 변화된 상담 방법을 소개하고 싶을지도 모른다.

그러나 대부분의 경우는 변화된 상담 방법을 소개할 필요는 없는데, 그 이유는 당신의 상담 방법에 이미 그 과정이 포함될 수 있기 때문이다. 포커싱과 함께 하는 상담 방법을 사용하는 상담자가 상담하는 부분은 몇 가지 문장을 추가하는 것 외에는 거의 항상 같다고 해도 좋다. 그것이 극적으로 다른 것은 상담과정에서 내담자 부분이다.

15. 상담자 자신의 감각느낌

실제 상담에서 포커싱을 적용하는 것은 상담을 받는 내담자의 감각느낌에만 달려있지 않다. 그것은 또한 상담자 자신의 감각느낌에 관련된 것이기도 하다. 상담시간 동안에 상담자의 몸을 살피는 것은 여러 가지 면에서 유용한 일이다. 그 유용함은 다음과 같다.

첫 번째 상담자의 직관을 강화하기

상담자가 내담자의 이야기를 듣고 상담자의 몸이 현재 감각을 살필 때에 상담자는 논리적 생각으로부터가 아닌 느낌이나 이미지를 깨달을 수 있다. 상담자와 내담자가 그 느낌이 맞는지 아닌지를 생각하면서 그 느낌을 내담자와 함께 나눠야 하는 때가 있을 수 있다. 만약 그 느낌이 맞는다면 그 과정을 한 단계 도약할 수 있다.

상담자의 몸에서 상담자의 것이 아닌 감각느낌을 느끼게 된 때도 있을 수 있다. 이럴 경우 내담자가 느끼고 있는 어떤 감정에 접근하지 못할 때 이것이 직접 일어난다. 어떤 경우에 상담자가 내담자에게 자신의 느낌을 살피도록 내담자를 초대할 수 있다. 그때 내담자가 그렇게 하면 상담자는 거의 항상 자신 몸에서 안도감을 느낀다.

내담자 : 그녀는 한 달 전에 나를 떠났는데, 정말로 아무런 느낌이 없어요.

상담자 : 이것이 당신에게 들어맞는지 모르겠지만, 내 가슴 부분에서 답답함이 느껴져요.

내담자 : 그래요. 거기에 답답한 느낌 같은 것이 있어요……. 아! 거기에 얼마나 많은 화가 있었는지 미처 몰랐어요.

두 번째 자신의 문제를 알아차리고 인정하기

내담자의 이야기를 듣는 것은 상담자 자신의 문제를 분명히 생각하게 한다. 포커싱은 내담자를 상담하면서 유발하는 자신의 느낌과 반응들을 알아차리고 인정하도록 도울 수 있다. 그런 다음 대부분의 시간에 이러한 반응들을 제쳐놓고 자신의 과정을 다룰 수 있을 때까지 그것들을 남겨 둔다. 하지만 상담자가 개인적인 반응들을 나눈다면 내담자와 상담자의 관계 그리고 내담자의 상담 작업이 강화되게 되는 경우들이 있을 것이다. 각각의 경우에서 상담자가 무엇을 느끼는지를 인식하는 것이 첫 번째로 아주 중요하다.

나는 40대 초반에 임신할지를 결정해야 하는 때가 있었다. 어느 날 열네살 아들과 관계 문제로 상담을 받고 있는 한 여자의 포커싱 시간을 돕고 있었다. 나에게서 갑자기 눈물이 쏟아졌다. 부드럽고 조용하게 내 감정들을 인정했다. 바로 그 순간에 나는 다시 포커싱을 하고 그 여인에게 완전히 집중할 수 있었다. 그 후에 나 자신의 포커싱 시간에 나도 이러한 느낌들의 의미를 탐색했는데 그것들은 내가 그러한 관계를 결코 갖지 못한다는 내 슬픔에 관한 것이었다.

세 번째 상담자의 존재를 강화하기

이상적인 상담자는 한 인간으로서 현재에 존재하는가에 달려있다. 상담자 자신의 태도와 방법은 상담자가 내담자에게 얼마나 많이 상담자의 존재를 표현하고 어떻게 표현하는가에 따라 결정될 것이다. 한 인간으로서 상담자에게 있는 존재의 경험은 상담자가 사용하는 심리치료의 방식을 강화할 것이다. 상담자의 몸에서 느끼는 것을 현재의 순간으로 가져온 것이고 그대로의 자기 자신으로 존재하게 할 것이다. 그리고 이것은 하나의 선물이다.

내담자는 상담자가 성장한 만큼 성장할 수 있다. 내담자를 상담할 경우와 자기 자신을 위해 포커싱을 할 경우 이 두 경우 모두 자신을 위해 포커싱을 사용해야 한다. 그러면 상담자는 동시에 더 좋은 상담자로 존재하고 개인적인 성장을 하게 될 것이다.

제11장
내담자를 위해

당신은 포커싱을 알고 있다. 당신이 어떤 것을 느끼고 있을 때 심지어 그것이 무엇인지를 아직 모를 때라도 내면 작업을 통해 이러한 순간들을 감사히 여기고 존중하는 방법을 안다. 이러한 순간들을 지나치지 않고 더 명확한 어떤 것을 알기 위해 서두르지 말아야 한다는 것도 안다. 이것들은 당신에게 풍부하게 있어서, 그것들을 발견하는 것은 마치 금광맥을 찾는 것과 같다. 포커싱을 통해 "희미한 부분"을 탐색할 때에 전문적 상담은 이것을 하도록 지지하는 이상적인 장소이다.

포커싱을 배운 후에 상담이 더욱 만족스럽다고 하는 사람들이 많다. 당신의 상담자가 포커싱에 관해 들었든지 당신이 상담시간에 포커싱을 언급했든지 상관이 없다. 당신이 지금 상담을 받고 있거나 시작할 생각이라면, 여기 포커싱이 당신의 상담시간을 도울 수 있는 몇 가지 방법이 있다.

1. 상담자를 훈련시키는 방법

포커싱의 몇 가지 과정은 상담자가 상담하는 일반적인 방식과 다를지도 모른다. 이제 당신이 포커싱을 알기 때문에 당신이 새로운 어떤 것을 시도하도록 지지를 원한다고 상담자에게 말할 수 있다. 예를 들면 당신은 이 책을 상담자에게 보여주고 상담에서 이 포커싱 과정을 시도하고 싶다고 설명하기를 원할 수도 있다. 또는 포커싱을 언급하지 않으면서 부분적으로 포커싱 태도를 보여주기를 원할 수도 있다. 여기에 당신이 요구할 수 있는 몇 가지 일들이 있다.

2. 상담시간을 시작하기

이제 상담시간을 어떻게 시작해야 할까? 당신이 먼저 말해야 하는가? 또는 상담자가 먼저 말해야 할까? 지금 바로 당신이 느끼는 것에 관해 말해야 할까? 지난 상담시간 이 후 일어났던 모든 것에 관해 말해야 할까? 상담자가 제기하는 어떤 것에 관해 말해야 할까?

당신은 두 눈을 감고 조용히 당신의 몸을 느끼면서 상담시간을 시작하고 싶다고 상담자에게 말하고 싶을지도 모른다. 이 상담시간 동안에 당신은 상담자가 어떤 것을 말해주는 것이 필요 없다고 상담자에게 말할지도 모른다. 상담시간 초기에 이러한 방법으로 상담을 시작하고 싶다면 당신은 상담자에게 몇 가지 질문을 해 달라고 초대하고 싶을지 모른다. 10장에서 설명한 "조율"(attunement)을 통해 상담자가 당신을 안내하도록 요청할지도 모른다.

한 여자가 이런 이야기를 했다. "상담시간 초기에 몸에서 느낀 것을 기억할 때 몸에서 일어나는 느낌을 정말로 좋아해요. 하지만 종종 그렇게 하는 것을 잊어버려요. 한 주간이 어떻게 지나갔는지를 이야기해 보려고 해요. 그래서 '오늘 몸을 느끼면서 시작하고 싶으세요?'라고 나를 상기시켜 달라고 상담자에게 부탁했어요. 처음에 내 안에서 무엇이 일어나고 있는지를 살피면서 상담을 시작하면 상담시간이 더 유익하다고 느껴져요."

3. 조용한 시간 갖기

어떤 것에 대해 몸의 반응을 느끼거나 감각느낌이 형성되도록 하거나 느낌을 묘사하기 위해 적절한 말들을 찾는데 시간이 걸린다. 상담시간에 "조용한 시간"을 가질 필요가 있고 이것을 내적으로 느낄 수 있어야 한다.

상담시간 중에 당신은 상담자에게 어떤 것을 느낄 때 말로 표현하기 위해 약간의 시간이 있어야 한다는 것과, 이때에 상담자가 당신과 함께 조용히 하고 당신을 지지해 달라고 말할 수 있다.

때때로 당신은 상담자에게 알아서 조용히 해 달라고 부탁할 수 있다. 상담자가 기꺼이 이렇게 하지 않으면 상담자가 말하는 이유들에 조심스럽게 주목해야 한다. 그 이유들이 이치에 맞을 수가 있다. 하지만 그것들이 이치에 맞지 않으면 당신 성장을 위한 최종적인 책임은 당신에게 있다는 것을 기억해야 한다. 당신은 당신이 필요로 하는 것을 요구할 권리가 있고, 그것을 알 권리가 있고, 왜 안 되는지도 이해할 권리가 있다.

4. 혼란스럽거나 명확하지 않을 때

혼란스럽거나 명확하지 않은 느낌은 당신의 몸에서 느끼는 신호이다. 이때 당신은 포커싱을 알고 있으므로 혼란스러운 부분이 중요한 잠재력이 있는 부분이라는 것을 알 것이다. 당신이 내면에 희미한 어떤 것을 느껴서 어떤 것에 대해 말하기 어렵거나 묘사하기 어려울 때 그것은 잠시 동안 머물러야 하는 부분이다.

하지만 잠시 동안 머물러야 한다는 것을 잊어버리기 쉽다. 그리고 당신이 혼란스러울 때 당신이 알고 있는 느낌은 혼란스러움이다. 당신은 상담자에게 도움을 요청할 수 있다는 것을 기억해야 한다. "혼란스럽거나 명확하지 않게 느끼면 언제든지 내 몸을 느껴야 한다는 것을 기억하고 싶어요. 당신이 내가 속도를 늦추고 그 혼란스러움과 함께 머물 수 있다는 것을 기억시켜 주시면 좋을 것 같아요."라고 상담자에게 말할 수 있다.

5. 아니라고 자유롭게 말하기

아마도 당신은 상담자가 당신에게 답을 주기 위해 그곳에 있지 않다는 것을 이미 알고 있을 것이다. 상담자는 당신 자신이 내면 탐색을 보다 잘 할 수 있도록 안전하고 지지적인 공간을 당신에게 제공해 주기 위해 그곳에 있다. 그러나 당신이 당연히 해야 하는 방법에 관해 당신이 아는 것보다 더 많이 아는 전문가로서 상담자를 보는 태도에 빠지기가 아주 쉬울 수 있다. 이것은 대부분 관계에서 우리 사회가 "동반 관계" 모델 대신에 "전문가" 모델을 따르기 때문이다. 따라서 당신이 자신의 삶에 책임이 있다고 생각하기 위해서는 용기와 의식이 필요하다.

상담에서 이것을 생각하는 가장 쉬운 방법은 당신의 몸에서 느끼면서 상담자의 말을 점검하고 나서, "아니요, 그것은 그것이 아니에요." 또는 "그것은 전혀 맞지 않아요. 그것은 더 ……. "라고 자유롭게 말하는 것이다.

내담자 : 나는 이번 주에 왜 그렇게 우울한지 모르겠어요.

상담자 : 당신이 남편과 헤어져서 슬픈 느낌과 관계가 있는 것이 아닐까 싶은데요.

내담자 : (몸의 느낌을 확인하면서) 아니요, 그것이 바로 그것이 아니에요. 그것은 이혼에 관한 것이지만, 슬픈 느낌이 아니에요……. 그것은 더욱 더 두려운 느낌이에요……. 전에 그러한 관계에서 그랬듯이 내 자신을 다시 잃게 될까 봐 느껴지는 두려움이에요.

6. 다음 상담시간까지 자신의 문제에 대해 작업을 계속하기

상담의 문제점 중의 하나는 상담시간이 보통 일주일에 한 시간만 있고 다음 상담시간까지 삶을 살아야 한다는 것이다. 하지만 포커싱은 느낌들이 일어날 때 언제든지 당신이 그 느낌들을 함께 부드럽게 머물도록 돕고, 그다음 상담 시간까지 내면 작업을 계속해서 당신의 "과제"를 할 수 있도록 한다.

당신은 공황이나 슬픔과 같은 강렬한 느낌들이 상담자에게 전화하기에 불편한 시간인 늦은 밤이나 또는 다른 사람들과의 상호작용 관계 안에서 일어날 수도 있다. 이러한 일이 생긴다면 그 느낌들에 먼저 인사를 건네도록 해야 한다. 지금 그렇게 강력하게 일어나는 이러한 느낌들에는 좋은 이유가 분명히 있다는 것을 인정해야 한다. 내면에 일어나는 느낌들을 우호적으로 감싸 안을 수 있는 것을 상상해 보자. "그래, 내 일부분이 이런 식으로 느끼고 있어."라고 자신에게 말해야 한다. 당신이 혼자 있다면 그 느낌들과 함께 있기 위해 시간을 가져야 한다. 그런 다음 그것들이 몸에서 어떻게 느끼는지를 묘사하고 "지금 바로 내가 무엇을 알아야 할까?"라고 물어야 한다. 강렬한 느낌들은 이처럼 부드럽게 관심을 두고 다루어야 할 것이다.

강력한 느낌들이 일어날 때 다른 사람들과 있다면, 먼저 숨을 깊게 쉬어야 한다. 얼마나 자주 우리는 숨을 쉬는 것을 잊고 있는가! 그런 다음 "안녕, 내가 그곳에 있는 것을 알아."라고 그 느낌에게 조용히 말해야 한다. 당신은 약간 편안한 느낌이 든다는 것을 알 것이다. 함께 있는 사람들의 관계에 따라서, 무슨 일이 일어나고 있는지를 그들에게 말할 수 있을 것이다. "공황 상태에 빠졌어. 잠깐 숨을 돌릴 시간이 필요해." 필요하다면 느낌들과 내적 약속을 할 수 있다. "지금 바로 함께 시간을 보낼 수 없지만 30분 안에 차 안에 혼자 있게 되면 그때 들을 수 있어." 그러고 나서 당신은 그 느낌과 약속을 지키면 된다.

7. 치료과정 중에

상담이 진행될 때에 포커싱은 당신이 경험하는 긍정적 변화를 지지하고 격려할 수 있다. 당신은 다음과 같은 방식으로 변화하고 성장하는 자신을 발견할지도 모른다.

- 당신이 그 당시에는 무감각하게 느끼고 여러 날이나 여러 주 후에 지연된 반응을 하는 것보다, 당신은 그 감정을 느끼는 그 당시에 느끼고 있다는 것을 깨닫는 것이다.
- 당신은 다른 사람들이 보는 방식으로 세상을 보아야 한다고 생각하기보다 자신의 견해와 관심을 더욱 수용하는 것을 느낀다.
- 당신은 당신의 삶에서 다음 단계들로 나아갈 때 두려움과 흥분 둘 다 있는 것처럼 혼합된 느낌들을 더욱 쉽게 받아들일 수 있다.
- 당신은 사랑, 감사, 존중에서 더욱 가치를 느끼고 그러한 것들을 당신 자신에게 더욱 잘 줄 수 있다.
- 당신은 강함과 유연성을 내면에서 잘 유지하고, 좌절되지 않고서 당신 삶의 굴곡을 다룰 수 있다.
- 당신은 재난이 닥칠 때 방황하지 않으면서 오랜 시간 동안 행복하게 느낄 수 있다.

처음에 당신은 짧은 기간 동안 이것들과 다른 긍정적 변화를 조금만 경험할지도 모른다. 삶의 변화는 종종 "두 걸음 앞으로, 한 걸음 뒤로"라는 형태로 일어난다. 나쁜 길로 되돌아가는 시간 동안 당신이 정말로 변화하고 있는지를 의심하는 것은 당연하다. 포커싱을 사용해서 긍정적인 변화를 확인하고 깊이 체험할 수 있다. 느낌이 좋거나 새로운 방식으로 어떤 상황을 경험하는 것을 알게 될 때 몸에서 그것을 느끼도록 시간을 가져야 한다. 새로운 느낌을 음미하고 그것에 이름을 붙이고 환영해야 한다. 긍정적 경험을 깊게 하는 방법에 관해 더욱 알고자 하면 6장에서 "선물을 받기"를 참조하기를 바란다.

당신이 앞으로 나아가는 감각을 잃어버리고 다시 옛날 느낌으로 돌아간 기간 동안 포커싱을 사용해서 당신 자신에게 친절하고 부드럽게 대해야 한다. 당신이 완화하고 있다고 생각한 행동과 태도들이 당신이 이제는 그것에게서 벗어났다고 "만세"를 외치기 전에 강하게 돌아올 것이다. 견디어 내어야 한다. 당신은 당신 자신의 길을 헤쳐 나가고 있는 중이다!

8. 스스로 상담자 되기

당신은 마침내 상담을 끝낼 준비를 할 것이다. 당신은 이 단계에서 진실을 느끼도록 하기 위해 포커싱을 사용할 수 있다. 당신의 포커싱 기술들은 당신이 상담자가 지지하는 것으로부터 자기 자신이 기본적으로 지지하는 사람이 되는 것으로 변화되도록 도울 수 있다. 자신의 느낌을 인정하고 그것의 메시지들을 들을 수 있는 것은 평생의 선물이며 당신 인생의 다가올 모든 변화를 통해 당신과 함께 머물게 하는 능력이다.

생각해 보자. 어떠한 일이 일어나든지 상관없이 당신의 몸에서 그것이 어떻게 느끼는지를 살피고 그것에 먼저 인사를 건네야 하는 것을 잊어서는 안 된다. 포커싱과 함께라면 당신은 당신으로부터 아무것도 제거할 수 없는 내적 자기와 관계를 성장하는 것이다. 즐겨라!

참고자료(Resources)

Focusing Networks

이 정보들은 당신이 포커싱을 사용하는 다른 사람들과 연락하고, 포커싱 워크숍, 포커싱 수련 그리고 포커싱 훈련자로서 갖춰야 하는 자격증에 관해 알수 있는 도움을 준다.

Ann Weiser Cornell, Focusing Resources, 2625 Alcatraz Ave. #202, Berkeley, CA 94705-2702. 510-666-9948. Fax: 510-666-9938. Email: awcornel@pacbell.net. Website address: http://www.focusingresources. com

The Focusing Institute, 34 East Lane, Spring Valley, NY 10977. Phone/Fax: 845-362-5222. Email: info@focusing.org. Web site address: http://www.focusing.org.

The Institute for Bio-Spiritual Research. P. O. Box 741137, Arvada, CO 80006-1137. Phone/Fax: 303-427-5311

Books about Focusing

John Amodeo and Kris Wentworth. *Bing Intimate: A Guide to Successful Relationships*. London: Arkana, 1986.

이 책은 친밀한 관계에서 당신 자신에게 집중하기 위해 포커싱을 사용하는 방법을 설명한다.

Peter A. Campbell and Edwin M. McMahon. *Bio-Spirituality: Focusing as a Way to Grow*. Chicago: Loyola University Press, 1985.

이 책은 두 명의 가톨릭 사제들이 저술했다. 이것은 영성적 관점으로부터 포커싱의 시각인데, 여기서 '은총' 그리고 '기도'와 같은 단어들이 특별한 의미로 사용된다.

Ann Weiser Cornell. *The Focusing Guides' Manual*. Third edition. Berkeley, CA: Focusing Resources, 1993. $30 from Focusing Resources, 2625 Alcatraz Ave. #202, Berkeley, CA 94705-2702. MC/Visa accepted. 510-666-9948.

도움이 되는 조언들, 사례들 그리고 매력적인 삽화들로 사람들에게 포커싱을 가르치는 안내책자이다.

Neil Friedman. *On Focuisng.* 1995. Available from Neil Friedman, 259 Massachusetts Ave., Arlington, MA 02174, for $25 plus $3 shipping and handling in the US.
초급자와 전문가 둘을 위한 훌륭한 책이다.

Eugen Gendlin. *Focusing.* New York: Bantam, 1981.
포커싱의 창시자인 젠들린이 포커싱에 관해 쓴 원천적인 책이다. 여기서는 포커싱을 사용한 사람들의 변화된 이야기를 포함해서 많은 포커싱의 기초를 이해하기 위해 읽을 가치가 있다.

Eugene Gendlin. *Let Your Body Interpret Your Dreams.* wilmette, IL: Chiron Publications, 1986. Available from Chiron Publications, Order Fulfilment, P. O. Box 599, Peru, IL 61354, for $9.95 plus $1.75 shipping and handling.
"모든 꿈은 선물이다."라고 젠들린은 말한다. 이 책에서 젠들린은 심지어 악몽이라도, 꿈의 선물을 발견하도록 포커싱을 사용하는 방법을 가르친다.

Edwin M. McMahon. *Beyond the Myth of Dominance: An Alternative to a Violent Society.* Kansas City: Sheed and Ward, 1993. (To order: 800-333-7373)
"Bio-Spirituality"에 관해 더 쓴 책이다. 우리의 삶에서 감각느낌을 듣는 포괄적인 의미를 포함하고 있다.

Publications about Focusing

The Focusing Folio. Journal, (with membership), $50 per year from the Focusing Institue, 34 East Lane, Spring Valley, NY 10977. Edited by Bala Jaison and Mary Lawlor.

The Focusing Connection. Newsletter, $18 per year ($22 overseas), 6 issues, from Focusing Resources, 2625 Alcatraz Ave. #202 Berkeley, CA 94705-2702. Edited by Ann Weiser Cornell. MC/Visa accepted. 510-666-9948.

For Professionals

Eugene Gendlin. *Focusing-Oriented Psychotherapy: A Manual of the*

Experiential Method. New York: Guilford, 1996.

Marion N. Hendircks. "Experiencing Level as a Therapeutic Variable." In *Person-Centered Review,* Vol.1, No.2, May 1986, 141-162.

Elfie Hinterkopt. *Integrating Spirituality in Counselling: Using the Experiential Focusing Method.* Available from the American counselling Association Distribution Center, P.O. Box 531, Annapolis Jct., MD 20701-0531. 1-800-4222648, non-US: 301-470-4222, Fax: 301-604-0158. $14.95 plus shipping and handling.

James R. Iberg. "Focusing." In Corsini, R. (ed.), *Handbook of Innovative Psychotherapy.* New York: wiley, 1981.

·역자약력·

안기민

· 2002. 상담심리학 석사, 가톨릭대학교 상담대학원

· 2006. 상담심리학 석사, UEA(University of East Anglia, 영국)

· 2012. 상담심리학 박사, UEA(University of East Anglia, 영국)

· 현 재. 수원가톨릭대학교 교수.

포커싱의 힘

초 판 인 쇄 일 : 2013년 7월 20일
초 판 발 행 일 : 2013년 7월 30일
저 자 : Ann Weiser Cornell, Ph.D.
옮 긴 이 : 안 기 민
펴 낸 이 : 오 무 근
펴 낸 곳 : 도서출판 하나의학사
출 판 등 록 : 제300-2011-21호(1988. 4. 1)
주 소 : 서울시 서대문구 거북골로7-7(홍은동402-11) 하나빌딩1층
전 화 번 호 : (02) 730-2555, 2556
팩 스 번 호 : (02) 730-2557
이 메 일 : hanampc1@naver.com

정가 13,000원

ISBN 978-89-92141-91-8 93510